Homöopathie

urania

100 Elternfragen

Dr. med. Martin Lang

Homöopathie

Impressum

Dr. med. Martin Lang ist Facharzt für Kinderheilkunde und Jugendmedizin. Er ist Vater von drei Kindern und führt in Augsburg eine Kinderarztpraxis mit ganzheitlichem Therapieschwerpunkt – insbesondere mit Homöopathie, Psychosomatik und Akupunktur.

Alle in diesem Buch veröffentlichten Abbildungen sind urheberrechtlich geschützt und dürfen nur mit ausdrücklicher schriftlicher Genehmigung des Verlages und des Urhebers/der Urheberin gewerblich genutzt werden.

Die im Buch veröffentlichten Ratschläge wurden vom Verfasser sorgfältig erarbeitet und geprüft. Eine Garantie kann dennoch nicht übernommen werden, ebenso ist eine Haftung des Verfassers bzw. des Verlages und seiner Beauftragten für Personen-, Sach- und Vermögensschäden ausgeschlossen.

Bibliografische Information der Deutschen Bibliothek:
Die Deutsche Bibliothek verzeichnet diese Publikation in der Deutschen Nationalbibliografie; detaillierte bibliografische Daten sind im Internet über http://dnb.ddb.de abrufbar.

© 2008 Urania Verlag
in der Verlag Kreuz GmbH
Postfach 80 06 69, 70506 Stuttgart

www.urania-verlag.de

Alle Rechte vorbehalten.

Redaktion: no:vum, Susanne Noll, Leinfelden-Echterdingen
Umschlaggestaltung: Behrend & Buchholz, Hamburg
Umschlagbild: Kunterbunt/ Heidi Velten
Satz: Atelier Seidel – Verlagsgrafik, Teising
Druck: Westermann Druck Zwickau
Printed in Germany

ISBN 978-3-7831-6048-2

Inhalt

Vorwort 7

1 Grundwissen zur Homöopathie

Wirkweise 9
Ähnlichkeitsregel 10
Passende Mittel 11
Konstitutionsmittel 13
Akutmittel 13
Potenzen 15
D-, C- oder Q-Potenz 15
Wahl der Potenz 17
Richtige Dosierung 18
Globuli 19
Arzneinamen 20
In jedem Alter? 21
Behandlung von Kindern 21
Erstverschlimmerung 22
Behandlung wirkt nicht 23
Mögliche Gefahren 24
Mit Schulmedizin? 25
Ablehnung durch
Schulmedizin 26

2 Praktische Fragen zur homöopathischen Behandlung

Zusätzlich Schulmedizin? ... 27
Zur Vorbeugung? 28
Operationen 28
Lagerung, Haltbarkeit 29
Globuli für Neugeborene 30
Dauerhaft bei Konzentrationsstörungen? 31
Spezielle Zahncreme 32
Laktoseintoleranz 33
Vergiftungsgefahr? 33
Impfen trotz homöopathischer Behandlung? ... 35
Homöopathische
Impfungen? 36
Fertigarzneien 37
Schüßler-Salze 38
Nur ein Mittel bei Konstitutionsbehandlung? 39
Passende Arznei 40
Hausapotheke 40
Mittel für Haus- und
Reiseapotheke 44

3 Homöopathische Selbsthilfe zu Hause

Milcherbrechen 45
Schreien 46
Zahnen 48
Fieber 49
Erkältungen 52
Halsschmerzen 53
Ohrenschmerzen 54
Nasennebenhöhlenentzündung 56
Bindehautentzündung 57
Husten 58
Bronchitis 60
Krupphusten 61
Lungenentzündung 63
Ständige Infekte 63
Harnwegsinfekte 65
Pilzinfektionen (Soor) 66

100 Elternfragen – Inhalt

Brechdurchfall 67
Verstopfung 68
Heuschnupfen 70
Schock 71
Schürf- und
offene Wunden 72
Blutungen, Nasenbluten ... 73
Zerrungen, Stauchungen ... 74
Verbrennungen 75
Insektenstiche 76
Lippenherpes 76
Warzen 77
Wachstumsschmerzen 78
Kopfschmerzen 80
Einschlafschwierigkeiten ... 82
Nächtliches
Aufwachen 84
Bettnässen 85
Ängste 87
Prüfungsängste 88
Hyperaktivität 90
ADS 91
Unausgeglichenheit,
Reizbarkeit 93
Trennungsschmerz 95

4 Selbsteinschätzung des homöopathischen Wesens Ihres Kindes

Homöopathische
Kindertypen? 97
Warum Konstitutions-
bestimmung? 97

Konstitutionstypen:

Arsenicum album 99
Barium carbonicum 100
Calcium carbonicum 101
Calcium
phosphoricum 102
Causticum 103
Coffea 104
Graphites 105
Hepar sulfuris 106
Kalium carbonicum 107
Lachesis 108
Lycopodium 109
Medorrhinum 110
Mercurius solubilis 111
Natrium muriaticum 112
Nux vomica 113
Phosphorus 115
Pulsatilla 116
Rhus toxicodendron 117
Sepia 118
Silicea 119
Staphisagria 120
Stramonium 121
Sulfur 122
Tuberculinum 124
Veratrum album 125

Register 126

Vorwort

Liebe Eltern,

vieles ist über die Homöopathie geschrieben worden, und doch stelle ich immer wieder fest, dass es noch immer grundlegende Fragen zur homöopathischen Begleitung von Kindern gibt, die bisher nicht ausreichend beantwortet sind. Dieses Buch greift die typischen Elternfragen auf, die in einer homöopathischen Kinderarztpraxis gestellt werden. Es möchte durch fundierte Sachinformationen helfen, gedankliche Barrieren zwischen der pharmazeutischen Medizin und der Homöopathie zu überwinden. Denn im Grunde genommen ergänzen sich beide Therapieverfahren geradezu ideal. Entscheidend ist nur, die richtige medizinische Methode zum richtigen Zeitpunkt einzusetzen.

Im ersten Kapitel bekommen Sie grundlegende Informationen zu der seit über 200 Jahren bewährten homöopathischen Lehre. Wichtige Gesetzmäßigkeiten zur Zusammensetzung der Globuli, ihrer Potenzierung und Dosierung, insbesondere im Kindesalter, sollen Ihnen Sicherheit geben, homöopathische Arzneien zu verabreichen.

Im zweiten Kapitel erhalten Sie ganz praktische Antworten auf alltägliche Behandlungsfragen, beispielsweise darauf, ob Homöopathie über die Muttermilch wirkt, welche Zahncreme während einer Therapie zu verwenden ist oder ob man sich durch eine Überdosis homöopathischer Globuli vergiften kann. Hier finden Sie auch eine Aufstellung der 30 wichtigsten Kinderarzneien für die homöopathische Haus- und Reiseapotheke.

100 Elternfragen – Vorwort

Wie Sie sich im akuten Krankheitsfall zu Hause selbst behandeln können, lesen Sie im dritten Kapitel. Hier sind Beispiele für typische Akuterkrankungen im Kindes- und Jugendalter mit den passenden homöopathischen Therapievorschlägen beschrieben. So bekommen Sie einen alltagsnahen, praktischen Einstieg in die Möglichkeiten und Grenzen der Homöopathie.

Die homöopathische Sichtweise ist immer ganzheitlich orientiert. Vor jeder Behandlung stellt sich nach Professor Matthias Dorcsi der Therapeut die Frage: „Was ist das für ein Mensch?". Deshalb werden im vierten Kapitel die charakteristischen Wesenszüge von 25 Kinderarzneien betrachtet. So bekommen Sie ein tiefer gehendes Verständnis für die Vielschichtigkeit und Individualität einiger Konstitutionstypen im Kindes- und Jugendalter.

Das Buch ist also einerseits für alle Neugierigen gedacht, die die Grundlagen zur Homöopathie studieren möchten, aber auch für erfahrene Leser, die ihr Detailwissen vertiefen und die komplexen konstitutionellen Überlegungen im Entwicklungsprozess unserer Kinder nachempfinden wollen. Bei der Behandlung von Kindern kann und will dieses Buch jedoch den Rat des Therapeuten nicht ersetzen. Es soll vielmehr Verständnis und Sicherheit vermitteln, die homöopathischen Behandlungsvorschläge zu Hause zuverlässig umzusetzen.

Mit den besten Wünschen,
Ihr Dr. med. Martin Lang

Grundwissen zur Homöopathie

? Wie wirkt Homoöpathie?

Viele haben es bereits erlebt, andere haben davon gehört: Eine akute Beschwerde oder auch ein langwieriges, bislang unbehandelbares Leiden wird durch die Einnahme einer homöopathischen Arznei spürbar gelindert und nicht selten sogar geheilt. Wie mag das funktionieren, wo doch die Behandlung bekanntermaßen mit extrem verdünnten, meist chemisch nicht mehr nachweisbaren Wirkstoffen erfolgt?

Um die Homoopathie zu verstehen, müssen wir die messbare stoffliche und chemische Sichtweise verlassen. Homöopathie wirkt über Energie. Dabei kommt es nicht darauf an, besonders starke Energiereize zu verwenden. Entscheidend ist, dass die Energieinformation der jeweiligen Arznei auf einen dafür empfänglichen Menschen trifft. Um das zu veranschaulichen, eignet sich als Beispiel das Radio: Jedes Kind weiß, dass es damit eine Menge Informations- und Musikprogramme hören kann. Aber wissen wir wirklich, wie viele Sendungen genau an einem Ort zu empfangen sind? Spüren wir etwas davon? Nein – wir benötigen eine exakte Feinabstimmung unseres Radios auf eine bestimmte Frequenz, um die gewünschte Sendung empfangen zu können. Und über eine solche

100 Elternfragen – Grundwissen zur Homöopathie

Sender-Empfänger-Abstimmung funktioniert auch die Homöopathie. Wir Menschen können nämlich durch geringe Energiereize bestimmter Arzneistoffe auf der Funktionsebene des Körpers, des Geistes und des Gemüts stimuliert werden. Da wir uns in unserem Wesen deutlich voneinander unterscheiden, haben wir auch ganz individuelle „Antennen" für die feinen Reize der verschiedenen Arzneimittel.

Wenn die Energieinformation der homöopathisch verdünnten Arznei nicht mit dem Wesen des empfangenden Menschen übereinstimmt, kann sich auch keine Wirkung entfalten. Es ist also bei einer homöopathischen Behandlung ähnlich wie beim Radio: Ohne eine exakte Abstimmung zwischen dem Sender (= Arznei) und dem Empfänger (= Mensch) stellen wir kaum eine Wirkung fest.

? Was versteht man unter der Ähnlichkeitsregel?

Samuel Hahnemann, der Begründer der Homöopathie, prägte den Leitsatz: „Ähnliches möge durch Ähnliches geheilt werden". Der Arzt beobachtete nämlich Folgendes: Manch natürliche Substanz löst am gesunden Menschen bestimmte Beschwerden aus. Wird sie jedoch erheblich verdünnt und verschüttelt, kann sie im Krankheitsfalle ähnliche Beschwerdebilder heilen.

Nehmen wir beispielsweise die Küchenzwiebel: Schneidet man sie klein, verursacht sie gerötete Augen, einen beißenden Tränenfluss,

> **Tipp**
> Allgemein gilt: Je größer die Ähnlichkeit zwischen dem natürlichen Wirkspektrum der Arznei und dem individuellen Beschwerdebild des Patienten ist, desto zuverlässiger entfaltet sich die Wirkung des homöopathischen Mittels.

einen wund machenden Fließschnupfen und einen trockenen Husten. Öffnet man dann ein Fenster, lindert frische Luft bald die Symptome. Folglich wird, gemäß der Hahnemannschen Ähnlichkeitsregel, die homöopathisch verdünnte Zwiebel (Allium cepa) einem Patienten mit reizendem Fließschnupfen, reichlich Tränenfluss und trockenem Husten gegeben, wenn sich seine Symptome an der frischen Luft bessern. Und tatsächlich findet sich eine Vielzahl von Naturstoffen, die bei gesunden Menschen bestimmte Symptome auslösen und gleichzeitig ähnliche Beschwerden bei kranken Menschen heilen können. Lassen sich wiederholt Heilwirkungen bei identischen Krankheitsfällen beobachten oder in sogenannten Arzneimittelprüfungen die Entstehung ähnlicher Krankheitssymptome am gesunden Menschen zeigen, wird der Stoff als homöopathische Arznei registriert. Mittlerweile sind für viele homöopathische Arzneien die Wirkprofile exakt beschrieben. Sie ergeben das sogenannte Arzneimittelbild des Ausgangsstoffes.

? Wie findet man das passende Mittel?

Im Grunde genommen gibt es zwei typische Vorgehensweisen, eine homöopathische Arznei zu ermitteln. Zum einen die organisch orientierte Behandlung von Symptomen (die sogenannte bewährte Homöopathie) und zum anderen die umfassendere Konstitutionsbehandlung. Im akuten Krankheitsfall, beispielsweise bei einer Infektion, findet man die bewährte homöopathische Arznei heraus, indem man alle in Erscheinung tretenden Krankheitssymptome mit ihren besonderen Eigenheiten exakt erfragt und sammelt (siehe Frage auf Seite 40). Für eine tiefer gehende konstitutionelle Behandlung, beispielsweise zur Heilung eines chronischen Leidens, muss man auch noch die wahrnehmbaren Wesenszüge des Patienten in ihrer Gesamtheit erfassen.

Die Beobachtungen des Patienten und seiner Symptome werden nach ihrer Wichtigkeit geordnet. In diese hierarchische Bewertung fließt zum Beispiel ein, welche Bedeutung die Beschwerden für den Patienten haben und ob es sich um allgemeingültige, sehr verbreitete oder aber um ungewöhnliche, höchst auffällige Symptome handelt. Die so zusammengetragenen und nach ihrer Bedeutung sortierten Patienteninformationen werden dann auf ihre größtmögliche Ähnlichkeit mit dem charakteristischen Wirkspektrum der homöopathischen Arzneimittel verglichen. Für jede Arznei gibt es wichtige, charakteristische Symptome. Sie werden Leitsymptome genannt und sollten bei der Auswahl des Medikamentes in jedem Falle zutreffen.

❓ Was ist ein Konstitutionsmittel?

Der Behandlungsansatz der Homöopathie liegt in der Gesamtheit aller erfassbaren Phänomene, sowohl im körperlichen und geistigen als auch im seelischen Bereich. Diese werden in einer gründlichen Patientenbefragung (Anamnese) und einer körperlichen Untersuchung erfasst. Wie bei einem Puzzlespiel ergibt die Summe dieser Informationen den Wesenskern eines Menschen und wird die Konstitution genannt.

Sämtliche Phänomene ordnet man anschließend nach ihrer therapeutischen Bedeutung und überprüft sie auf die größtmögliche Ähnlichkeit mit einem homöopathischen Arzneimittel. Die in dieser Analyse am besten passende Arznei ist das aktuelle Konstitutionsmittel dieses Patienten.

Durch die große Übereinstimmung des Arzneimittelbildes mit dem Wesen und allen wichtigen Symptomen des Patienten bekommt die so ermittelte Medizin eine besondere, therapeutisch tiefer gehende Bedeutung. Das Konstitutionsmittel kann auf sämtlichen Beschwerdeebenen des Patienten wirksam werden – also bei Leiden des Körpers, des Geistes oder des Gemüts. Da es individuell auf den jeweiligen Menschen abgestimmt ist, hilft es ihm bei unterschiedlichen Krankheiten und Schwächen.

❓ Gibt es homöopathische Akutmittel?

Eine akute Erkrankung mit charakteristischen und eindeutigen Symptomen lässt sich häufig auch ohne aufwändige Gesamtanalyse mit einem homöopathischen Akutmittel behandeln. Bei vielen

100 Elternfragen – Grundwissen zur Homöopathie

Akuterkrankungen gibt es sogenannte bewährte homöopathische Arzneien, die bei einem typischen Symptombild wirksam werden. Diese Akutmittel entfalten ihre Wirkkraft hauptsächlich auf der körperlichen (und weniger auf der ganzheitlichen) Ebene. Daher sollten sie auch in niedriger Potenz (C6 oder C12) verabreicht werden (siehe Frage auf Seite 17). Dieser Therapieansatz der sogenannten bewährten Indikationen hilft oftmals, Akuterkrankungen in der Frühphase selbst zu behandeln, nützt aber auch häufig auf Reisen und sogar bei kleineren Notfällen. In der Frage auf Seite 40 wird erklärt, wie man in der Praxis vorgeht, um das passende homöopathische Akutmittel schnell zu ermitteln. Typische Beispiele für bewährte homöopathische Arzneien und Therapievorschläge bei häufigen Erkrankungen im Kindes- und Jugendalter finden Sie in Kapitel 3.

> **Info**
>
> Im akuten Krankheitsfall behandelt man die Beschwerden mit einer hierfür bewährten homöopathischen Arznei. Eine ganzheitliche Konstitutionsbehandlung erfordert hingegen eine ausführliche Analyse, um die Krankheitsphänomene und den Wesenskern des Patienten mit der Wirkcharakteristik der Arznei in Einklang zu bringen.

❓ Was bedeutet die homöopathische Potenz?

Nachdem Samuel Hahnemann die verwendeten Substanzen zunächst in ihrer Urform, also unverdünnt, eingesetzt hatte, begann er mit zunehmender Therapieerfahrung, die Dosis seiner Arzneien zu verringern. Schrittweise verdünnte er die Substanzen und prüfte ihre verbleibende Wirkung auf den Patienten. Dabei zeigte sich erwartungsgemäß, dass die Giftigkeit und die Nebenwirkungen der Arzneimittel nach und nach zurückgingen und in den höheren Verdünnungsstufen vollkommen verschwanden. Überraschenderweise behielten die Arzneien aber auch in verdünnter Form ihre gewünschte Heilwirkung, in bestimmten Verdünnungsstufen nahm ihre therapeutische Wirkkraft sogar wieder zu. Hahnemann nannte das die Potenzierung der Arzneikraft. Allerdings werden homöopathische Arzneien keineswegs durch einen einfachen Verdünnungsvorgang gewonnen, sondern durch eine festgelegte Reihenfolge von Verdünnungsschritten. Dabei verändert man die Ausgangssubstanz jedes Mal durch ein aktives Verschütteln oder Verreiben dynamisch, und sie bekommt erst durch diese energetische Behandlung ihre spezifische homöopathische Wirkung. Die jeweiligen Verdünnungsstufen einer homöopathischen Arznei werden Potenz genannt.

❓ Wie unterscheiden sich D-, C- oder Q-Potenzen?

Potenzierung meint die stufenweise Verdünnung der verwendeten Ausgangssubstanzen, wobei die Homöopathie unterschiedliche Verdünnungsschritte kennt.

100 Elternfragen – Grundwissen zur Homöopathie

Wird die Arznei schrittweise um das Zehnfache verdünnt, bezeichnet man das als D-Potenz (lateinisch: dezimal). Eine C-Potenz (lateinisch: centesimal) wird in jedem Verdünnungsschritt um das Hundertfache und die Q-Potenz (auch als LM-Potenz bezeichnet) bei jedem Verdünnungsschritt sogar im Verhältnis 1: 50.000 verdünnt.

> **Info**
>
> Homöopathische Arzneimittel werden schrittweise in verschiedenen Verdünnungsstufen hergestellt:
> - D-Potenz: in Verdünnungsschritten von 1:10
> - C-Potenz: in Verdünnungsschritten von 1:100
> - Q-Potenz: in Verdünnungsschritten von 1:50.000

Für jede homöopathische Arznei ist exakt angegeben, welche Verdünnungsschritte wie oft vorgenommen werden. Neben dem Namen der Ursprungsarznei bezeichnet der Großbuchstabe D, C, oder Q die Höhe der Verdünnungsschritte, also die sogenannte Potenz. Außerdem wird die Anzahl der vorgenommenen Verdünnungsschritte angegeben.

Beispielsweise ist eine Arznei der Potenz D1 einmal um den Faktor 1:10 verdünnt und verschüttelt. Ein Arzneimittel der Potenz D4 wird in vier gleichmäßigen Schritten um den Faktor 1:10 verdünnt. Also ist die D4-Potenz 10 x 10 x 10 x 10 = 10.000-fach verdünnt.

❓ Was ist bei der Wahl der Potenz zu beachten?

Grundsätzlich kommt es bei einer homöopathischen Behandlung stärker darauf an, die richtige Arznei auszuwählen als eine bestimmte Potenz. Die meisten Homöopathen entwickeln nach jahrelanger Tätigkeit Vorlieben für bestimmte Potenzen, zu denen sie aus ihrer Erfahrung immer wieder greifen. Dabei sind die C- und D-Potenzen in ihrer Wirktiefe annähernd vergleichbar.

Für die Selbstbehandlung zu Hause und bei Akuterkrankungen haben sich die tieferen Potenzstufen D6/C6 beziehungsweise die mittleren Potenzen D12/C12 bestens bewährt. Soll der therapeutische Effekt eher im seelischen und funktionellen Bereich als auf der Organebene wirken, sind Hochpotenzen ab der Stufe D30/C30 angezeigt. Q-Potenzen einzusetzen erfordert hingegen umfassende therapeutische Erfahrungen und empfiehlt sich nicht für eine Selbstbehandlung zu Hause.

> **Info**
> Niedrige (D6/C6) und mittlere Potenzen (D12/C12) wirken vorzugsweise auf der körperlichen Ebene, hohe Verdünnungsstufen ab der Potenz D30/C30 dagegen besonders im Geist- und Gemütsbereich. Bei ihnen ist es aber auch besonders wichtig, dass sie exakt passend ausgewählt werden.

Um Ihre Hausapotheke auszustatten, sollten Sie zu Arzneien der mittleren Potenzen D12/C12 greifen. Ihre Hauptwirkungsrichtung liegt auf der organischen Ebene, wo sie auch für weniger Geübte zuverlässig wirken.

100 Elternfragen – Grundwissen zur Homöopathie

❓ Wie ermittelt man die richtige Dosierung?

Wie häufig eine homöopathische Arznei verabreicht wird, hängt von verschiedenen Gesetzmäßigkeiten ab und sollte grundsätzlich individuell und immer wieder neu entschieden werden. Im Idealfall wiederholt man ein Mittel, wenn seine positive Wirkung nachlässt. Im Regelfall werden bei Akuterkrankungen die niedrigen Potenzen D6/C6 dreimal täglich, mittlere Potenzen D12/C12 zweimal täglich und höhere Potenzen D30/C30 einmal täglich gegeben. Es gilt die Regel: Je höher die Potenz einer homöopathischen Arznei, desto länger hält ihre Wirkung an.

Andererseits erfordert die Dosierung reichlich Therapieerfahrung. So können Arzneimittel bei akuten Organerkrankungen im Einzelfall häufiger verabreicht werden, bei chronischen und eher psychosomatischen Leiden sollte man sie deutlich seltener geben. Üblicherweise bekommen Kinder und Jugendliche jedes Mal jeweils fünf Globuli (oder fünf

> **Dosierung der Globuli**
>
> Die Dosierung der Globuli richtet sich nach ihrer Wirkzeit:
> - D6/C6-Potenzen wirken zehn Minuten bis zu einigen Stunden
> - D12/C12-Potenzen wirken eine Stunde bis zu einigen Tagen
> - D30/C30-Potenzen wirken mehrere Stunden bis zu einigen Wochen

Tropfen) und Säuglinge jeweils drei Globuli. Morgens nach dem Aufwachen, abends vor dem Schlafengehen oder vor den Mahlzeiten ist die beste Zeit, die Arzneimittel einzunehmen. Aber im akuten Krankheitsfall können die Globuli natürlich auch jederzeit verabreicht werden.

? Woraus bestehen Globuli?

Die homöopathischen Streukügelchen, allgemein Globuli genannt, bestehen in ihrer Grundsubstanz aus Rohrzucker (Saccharose). Aus diesem Grund sind sie bei Kindern sehr beliebt und können auch ohne weiteres bei Milchzuckerunverträglichkeit und Laktoseintoleranz verabreicht werden. Die homöopathischen Pulver-Verreibungen dagegen enthalten in der Regel Milchzucker und sind bei einer Laktoseunverträglichkeit nicht geeignet.

Als Ausgangssubstanzen für eine homöopathische Arznei finden sich die unterschiedlichsten Natur-Produkte. So werden Wurzeln oder Blüten von Pflanzen, Verreibungen von Mineralien oder Metallen, aber auch verschiedenste tierische Produkte verwendet. Sogar Krankheitsabsonderungen oder -erreger und Verdünnungen pharmazeutischer Medikamente dienen bisweilen zur Herstellung homöopathischer Globuli.

Die Ausgangssubstanzen werden dann in verschiedenen Stufen so lange verdünnt und verschüttelt, bis die gewünschte Verdünnungsstufe (Potenz) erreicht ist (siehe Frage auf Seite 15). Schließlich werden die Streukügelchen mit der so gewonnenen homöopathischen Arzneilösung gleichmäßig getränkt oder benetzt.

100 Elternfragen – Grundwissen zur Homöopathie

? Was bedeuten die Namen homöopathischer Arzneien?

Die Ausgangsstoffe der meisten homöopathischen Arzneien werden, wie in der Pharmazie früher üblich, mit ihrem lateinischen Namen bezeichnet. Die pflanzlichen Arzneimittel sind durch ihren botanischen Ursprungsnamen nach Art und Herkunft genau charakterisiert. So steht Aconitum für den blauen Eisenhut, ein giftiges Gewächs unseres europäischen Mittel- und Hochgebirges. Belladonna ist uns wohlbekannt als die Tollkirsche, einem Strauch unserer heimischen Wälder; ebenso Lycopodium, der Keulen-Bärlapp, der in Mittel- und Nordeuropa vorkommt, während die Brechnuss Nux vomica als zehn Meter hoher Baum in Südostasien wächst. Pulsatilla finden wir unter dem deutschen Namen Küchenschelle auf unseren Wiesen, den Rittersporn Staphisagria im griechischen oder spanischen Mittelmeerraum.

Auch tierische Arzneien werden in der homöopathischen Behandlung von Kindern verwendet. Apis mellifica ist beispielsweise die Honigbiene, Lachesis das Gift der südamerikanischen Buschmeister-Schlange und Sepia die getrocknete Tinte des Tintenfisches.

Und eine Vielzahl homöopathischer Kinderarzneien hat auch mineralische Herkunft: so etwa das Barium carbonicum des Granitgesteins, das Calcium carbonicum, der Muschelkalk der Austernschale, das Causticum, der Ätzkalk aus Marmorgestein, oder die Kieselsäure (Silicea), die reichlich im Quarz und im Bergkristall vorhanden ist.

❓ Ist Homöopathie in jedem Alter geeignet?

Tatsächlich kommt eine homöopathische Behandlung für jede Altersstufe in Frage. Gerade im Babyalter, bei sehr alten Menschen und in besonderen Lebenssituationen, wie etwa einer Schwangerschaft, schätzt man Therapiemöglichkeiten ohne große Risiken und Nebenwirkungen. Dabei gelten die Prinzipien bei der Auswahl homöopathischer Arzneien ausnahmslos für jedes Lebensalter. Für den Behandlungserfolg ist es lediglich von Bedeutung, dass das Mittel möglichst alle relevanten Symptome und auch die Konstitution des Patienten erfasst.

❓ Was ist bei der Behandlung von Kindern zu beachten?

Bei Säuglingen und Kleinkindern hat es sich bewährt, die Streukügelchen in ca. zwei bis drei Milliliter Wasser, beispielsweise in einem halbvollen Eierbecher, aufzulösen und zu verrühren. Mit dieser Arzneilösung befeuchtet man löffelweise die Schleimhaut der Wangentaschen. So können sich die Kleinen nicht an den Globuli verschlucken, und es ist gewährleistet, dass die homöopathische Arznei über die gut durchblutete Schleimhaut aufgenommen wird. Sie sollte allerdings nicht in Milch oder Milchprodukten gelöst werden, da sie darin an Wirkung verliert. Erst wenn Sie sicher sind, dass Ihr Kind die Kügelchen im Mund zergehen lassen kann, sollten Sie sie direkt unter die Zunge geben. Nach der Einnahme der Globuli pausieren Sie für fünf Minuten mit Essen und Trinken. Da Babys noch nicht reden und selbst Kleinkinder vieles noch nicht ausdrücken können, sind Einfühlungsvermögen und

100 Elternfragen – Grundwissen zur Homöopathie

viel Erfahrung erforderlich, um das Verhalten und die Erscheinung des Kindes richtig einzuschätzen. Weiterhin muss man die Entwicklungsstadien genau kennen, um die individuellen Persönlichkeitszeichen von den typischen Verhaltensmerkmalen bestimmter Entwicklungsprozesse unterscheiden zu können.

? Was ist eine Erstverschlimmerung in der Homöopathie?

Nach der homöopathischen Lehre löst das passende Arzneimittel beim gesunden Menschen Symptome aus, die dem vorliegenden Krankheitsbild des Patienten ähnlich sind (siehe Frage auf Seite 10). Durch die Addition von Krankheitsenergie und Arzneimittelenergie kann es zu Beginn der homöopathischen Behandlung zu einer kurzfristigen Verschlimmerung der Akutsymptome kommen. Diese sogenannte Erstverschlimmerung tritt zwar nicht zwangsläufig auf, für den erfahrenen Therapeuten ist sie jedoch ein erster Beleg für die Wirksamkeit der Behandlung. Typischerweise tritt die

> **Merkmale einer homöopathischen Erstverschlimmerung**
> - Die Verschlimmerung beginnt kurz nach der Einnahme der Arznei und dauert nur wenige Stunden. Anschließend erfolgt eine deutliche Besserung.
> - Treten neue Krankheitssymptome auf, ist das ein Hinweis für eine echte Krankheitsverschlechterung.

Erstverschlimmerung rasch, innerhalb der ersten zwei Stunden nach Behandlungsbeginn, ein und ist nur von kurzer Dauer. Hält sie länger als sechs Stunden an, muss man von einer echten Verschlimmerung der Krankheit ausgehen. Chronische Erkrankungen werden nach Arzneimittelgabe nicht verschlimmert, allerdings heilen sie von innen nach außen.

Der behandelnde Arzt sollte überprüfen, ob nach den genannten Kriterien tatsächlich eine Erstverschlimmerung vorliegt. In allen anderen oder zweifelhaften Fällen ist von einer echten Krankheitsverschlechterung auszugehen. Dann muss die Therapie neu überlegt und gegebenenfalls abgeändert werden.

❓ Die Behandlung wirkt einfach nicht. Was mache ich falsch?

Das ist eine schwierige Frage, die sich auch erfahrene Fachleute immer wieder zu stellen haben. Dabei bekennen gerade die erfolgreichen Homöopathen ehrlich, dass man die bestwirksame Therapie oft nicht beim ersten Mal, sondern häufig erst durch wiederholtes Erfragen und Reflektieren der Gesamtumstände einer Krankheit ermitteln kann.

Prinzipiell ist es am besten, während einer homöopathischen Behandlung keine zusätzlichen Arzneien einzunehmen. Denn diese können die homöopathische Wirkung unterdrücken (siehe Frage auf Seite 25). So sollte nach Möglichkeit darauf verzichtet werden, gleichzeitig Antibiotika, Kortison oder entzündungshemmende Medikamente einzunehmen. Das darf aber nur in Absprache mit versierten Therapeuten geschehen, da in jedem Fall ein risikoloser Behandlungsverlauf gewährleistet sein muss. Auch bestimmte

Homöopathika können sich – gleichzeitig eingenommen – gegenseitig in ihrer Wirkung hemmen. Und schließlich mindern auch starke aromatische Geruchsstoffe oder ätherische Öle die Wirkkraft der Globuli. So kann durch Kampher und Menthol, beides häufig in Erkältungsmitteln und Zahnpasten vorhanden, die homöopathische Wirkung völlig neutralisiert werden. Auch Coca-Cola, Essig, Kamille oder Bohnenkaffee beeinträchtigen gegebenenfalls bestimmte homöopathische Arzneien.

? Welche Gefahren birgt die Homöopathie?

Ein großer Vorteil der Homöopathie ist, dass sich Nebenwirkungen durch die starke Verdünnung der Ursprungssubstanzen minimieren lassen. Bei einer Einmalgabe ab der Potenz D6 braucht man keine Nebenwirkung mehr zu befürchten. Daher können Globuli ohne prinzipielle Bedenken auch von Nichtmedizinern gegeben werden. Problematisch ist es hingegen, wenn Arzneimittelgaben zu oft wiederholt oder zu lange verabreicht werden. Wenn nämlich die Energieimpulse der homöopathischen Medizin zu häufig oder zu lang andauernd gegeben werden, kann das gesamte ursprüngliche Arzneimittelbild der Ausgangssubstanz beim Patienten sichtbar werden. Dies entspricht dann tatsächlich einer Überdosierung.

Eine weitere Gefahr besteht darin, dass der medizinisch unerfahrene Laie die Möglichkeiten der homöopathischen Selbstbehandlung überschätzt. Deshalb ist es ratsam, sich selbst nur im Anfangsstadium einer Akuterkrankung homöopathisch zu behandeln. Dabei sollte der Nichtmediziner darauf achten, dass die akuten Beschwerden innerhalb kurzer Zeit, in der Regel innerhalb von ein bis zwei Stunden, nachlassen. Andernfalls sollte er unverzüglich ärztlichen Rat und Hilfe in Anspruch nehmen.

? Lassen sich Homöopathie und Schulmedizin kombinieren?

Grundsätzlich besteht die Möglichkeit, gleichzeitig schulmedizinisch und homöopathisch zu behandeln, doch sollte man das immer im Einzelfall und nur in Absprache mit einem erfahrenen Arzt abklären. Bei schweren Krankheiten, wie beispielsweise Blutkrebs (Leukämie), Tumoren, Stoffwechselerkrankungen (etwa Schilddrüsenunterfunktion, Diabetes mellitus) oder Immundefekten (zum Beispiel AIDS), benötigt ein krankes Kind zwar ein chemisches Medikament, kann daneben aber auch ein homöopathisches Mittel einnehmen, um begleitende Beschwerden zu lindern.

Je nach Wirkungsweise der unterschiedlichen Arzneien unterdrückt ein chemisches Medikament möglicherweise den Therapieeffekt des homöopathischen Mittels oder hebt ihn auf. Daher sollte eine homöopathische Behandlung, wann immer man es ohne Risiko vertreten kann, besser nicht gleichzeitig mit anderen schulmedizinischen Medikamenten kombiniert werden. Nach dem Beginn der homöopathischen Behandlung ist es ratsam, die pharmazeutische Medizin Schritt für Schritt zu verringern und dabei sorgfältig zu prüfen, wann die die homöopathische Arznei zu wirken beginnt. Stets sollte man auf eine risikolose Therapieumstellung und einen stabilen Heilungsverlauf achten.

100 Elternfragen – Grundwissen zur Homöopathie

? Warum lehnt die Schulmedizin die Homöopathie ab?

Tatsächlich unterscheiden sich die Schulmedizin und die Homöopathie deutlich hinsichtlich ihrer Denkweisen, ihres Therapieansatzes und auch bei der Beurteilung der Wirksamkeit. Die Behandlungen der Schulmediziner richten sich in erster Linie gegen die Krankheit und ihre Symptome. Therapeutisch wird ein stofflich wirksames Gegenmittel verordnet, dessen Wirkstärke abhängig ist von der Höhe der verabreichten Dosis.

Der Homöopath fragt hingegen zu Beginn der Behandlung: „Was ist das für ein Mensch, der diese Krankheit erleidet?" Seine Überlegungen konzentrieren sich auf dessen Persönlichkeitsmerkmale und auf individuelle, ungewöhnliche Krankheitssymptome. Der Therapieansatz ist eher darauf ausgerichtet, die Patientenkräfte zu stärken, als darauf, den krank machenden Stoff zu neutralisieren. Dass hierbei, ohne stoffliche Grundlage, die Energie von stark verdünnten Arzneien wirken soll, ist mit der Lehre der Schulmedizin unvereinbar. Daher fordern allopathische Ärzte einen Wirksamkeitsnachweis nach den ihnen bekannten Gesetzmäßigkeiten. Für den Schulmediziner gilt ein Medikament dann als wirksam, wenn es bei allen Patienten gleichermaßen die Krankheitssymptome beeinflusst. Er bewertet die therapeutische Wirkkraft einer Arznei nach ihrer statistischen Erfolgsrate. Doch diese Prüfung wird einem homöopathischen Arzneimittel nicht gerecht, da es auf die Individualität des Patienten abzielt.

Praktische Fragen zur homöopathischen Behandlung

? Mein Kind erhält Homöopathie. Braucht es da noch Schulmedizin?

Im Grunde genommen sind die Schulmedizin und die Homöopathie zwei vollkommen unterschiedliche Therapieformen, die sich in der Behandlung von Kindern aber hervorragend ergänzen. Bei schweren Erkrankungen kennt die Schulmedizin erfolgreiche Operationstechniken und wirksame pharmazeutische Arzneistoffe. Und Krankheiten und Entwicklungsstörungen mit Hilfe schulmedizinischer Techniken und Laboranalysen zu diagnostizieren ist die Arbeitsgrundlage für einen sorgsamen und umsichtigen Arzt. Behandelt man Kinder, gibt es aber Situationen, für die die Schulmedizin keine passende Lösung bereithält. Denn schulmedizinische Behandlungen werden ja nach ihrem statistisch messbaren Erfolg ausgewählt, und Krankheiten sowie Verhaltensstörungen mit einheitlichen Mitteln behandelt, ohne dabei die Konstellation des Einzelfalles zu berücksichtigen.

Insofern wird man einem Kind nicht gerecht, das aufgrund seiner unterschiedlichen Veranlagungen individuell gefördert werden sollte, um im Krankheitsfalle eigene Kräfte zu entwickeln. Dies ist die Stärke homöopathischer Arzneien, wenn sie genau passend auf die vorliegende Problematik eingestellt werden. Und nur wenn es gelingt, die richtige Medizin zum richtigen Zeitpunkt auszuwählen, ist ein verlässlicher und nebenwirkungsarmer Behandlungserfolg garantiert.

❓ Kann man ein homöopathisches Mittel vorbeugend verabreichen?

Ohne die Persönlichkeit des Patienten und seine genaue Beschwerdesymptomatik zu berücksichtigen, gibt es keine homöopathische Behandlung. Denn die Grundlage der Homöopathie ist ja gerade das Ähnlichkeitsprinzip. Das besagt, dass homöopathische Arzneien, in kleinster Dosierung verabreicht, genau die Krankheitssymptome heilen, die sie selbst auslösen würden, gäbe man sie unverdünnt oder in hoher Dosierung (siehe Frage auf Seite 10). Damit setzt eine homöopathische Behandlung die Kenntnis der Patienten-Konstitution und der Symptome seiner Krankheit voraus.

Mit Homöopathie Krankheiten vorzubeugen wird indirekt durch den Einsatz des passenden Konstitutionsmittels erreicht. Dieses senkt die Neigung zu bestimmten Krankheiten, da es den Menschen im Kern seiner naturgegebenen Anlagen kräftigt.

❓ Eignen sich Globuli vor und nach einer Operation?

Die homöopathische Begleitung einer notwendigen Operation vermag verschiedene Dinge zu leisten: Sie kann helfen, den psychischen Stress und die Ängste im Vorfeld zu minimieren sowie traumatische Erfahrungen wirksam zu beheben, die während des Eingriffes oder danach entstehen. Sie fördert außerdem die Reinigung des Organismus von pharmazeutischen Medikamenten und Narkotika. Schließlich kann sie die Wundheilung nach dem Eingriff verbessern und Wundinfektionen behandeln. An dieser Stelle sei Arnica als das Hauptmittel zur Förderung der Wundheilung genannt und auch Staphisagria, das bei Schnittverletzungen sehr bewährt ist, insbesondere wenn gleichzeitig psychische Folgen der Operation mitbehandelt werden sollen. Nux vomica und Sulfur sind Beispiele für bewährte Entgiftungsarzneien, die den Organismus von den Rückständen chemischer Arzneien und Narkosegasen reinigen. Erwartungsängste vor der Operation können mit einem passenden Angstmittel (siehe Frage auf Seite 87) gelindert werden. Hierfür und um die Heilung umfassend zu fördern, ist das Konstitutionsmittel die ideale Behandlungsform.

? **Wie werden Globuli gelagert und wie lange sind sie haltbar?**

Homöopathische Globuli müssen trocken und lichtgeschützt aufbewahrt werden. Auch wenn sie nicht besonders temperaturempfindlich sind, sollten sie keinen extremen Schwankungen ausgesetzt werden.

UV- und Röntgenstrahlung können die Wirkung beeinträchtigen. Daher sollten die Globuli bei Flugreisen strahlungsgeschützt transportiert werden. Praktisch sind hierbei leere Aufbewahrungsbehälter für Foto- oder Filmrollen oder strahlungssichere Versandtaschen aus dem Fotofachhandel.

Vergessen Sie bitte nie, die Globuli für Kinder unerreichbar zu lagern. Die Globuli sind nämlich bei den Kleinen sehr beliebt, und sie

verspeisen in einem unbeobachteten Moment schnell auch einmal einen halben Flascheninhalt (siehe Frage auf Seite 33).
Aufgrund der geltenden Arzneimittelgesetze werden Globuli mit einem festen Verfallsdatum ausgezeichnet. Allerdings ist bekannt, dass sie bei guter Lagerung im Einzelfall durchaus länger wirken können. Jedenfalls sind nach Ablauf der Verfallsfrist keine unerwünschten Wirkungen zu erwarten.

? Kann man einem Neugeborenen Globuli geben – oder soll man sie in der Stillzeit lieber selbst stellvertretend einnehmen?

Homöopathischer Arzneien an Neugeborene und Säuglinge zu verabreichen bereitet in aller Regel keine Probleme. Für eine Einzelgabe werden ein bis drei Globuli verwendet. Diese werden in zwei bis drei Milliliter abgekochtem Wasser oder Tee aufgelöst. Dazu verwenden Sie am besten ein Gefäß von der Größe eines Eierbechers. Unmittelbar vor der Gabe sollten Sie die Lösung noch einmal aufrühren. Benetzen Sie dann die Innenseiten der Wangentaschen Ihres Kindes löffelweise mit dieser Arzneilösung. So nimmt die gut durchblutete Mundschleimhaut die Arznei optimal auf und transportiert sie im Blutkreislauf weiter. Am besten verabreichen Sie die Arznei vor einer Mahlzeit.
Ich halte die Empfehlung für bedenklich, die Globuli während der Stillzeit stellvertretend der Mutter zu verabreichen, da diese über die Muttermilch wirken. Denn einerseits können sich die Konstitu-

tionen von Mutter und Kind bereits kurz nach der Geburt deutlich unterscheiden, andererseits ist es für das kindliche Wohlergehen von großer Bedeutung, dass auch die Gesundheit der Mutter gestärkt wird. Daher sollte sie im Bedarfsfall eine eigene, passende homöopathische Behandlung erhalten.

? Kann man Globuli dauerhaft gegen Konzentrationsstörungen geben?

Mit einem gut abgestimmten Konstitutionsmittel kann man einen Patienten über Jahre hinweg behandeln. Allerdings wird eine solche Arznei nicht ständig verabreicht. Die Dosierung wird vielmehr für den Behandlungsfall passend abgestimmt. Wie groß der zeitliche Abstand der einzelnen Arzneimittelgaben im jeweiligen Behandlungsfall sein muss, richtet sich nach der beobachteten Wirkdauer des Mittels (siehe Frage auf Seite 18). Aus homöopathischer Sicht ist es wichtig, dass die einzelnen Arzneimittelgaben ausreichend lange im Körper wirken können. Zu häufige Wiederholungen stören den Heilungsprozess. Außerdem erzeugt der homöopathische Wirkstoff, wenn er zu lange oder zu oft wiederholt wird, unter Umständen unerwünschte Sympto-

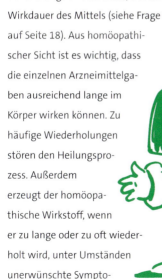

100 Elternfragen – Fragen zur Behandlung

me, die dem Arzneimittelbild des homöopathischen Mittels entsprechen (siehe Frage auf Seite 10).

Länger gehende Behandlungen müssen mit dem behandelnden Arzt abgestimmt werden. Bei regelmäßiger Arzneimittelgabe ist nach sechs Wochen eine Therapiepause notwendig. Eine Ausnahme bilden die Q-Potenzen, die trotz ihrer 50.000-fachen Potenzierung täglich verabreicht werden können.

? Warum empfiehlt man zur homöopathischen Behandlung eine spezielle Zahncreme – und was gibt es sonst zu beachten?

Grundsätzlich sind stark riechende Aroma- und Geruchsstoffe während einer homöopathischen Behandlung problematisch, da sie die Wirkung einer homöopathischen Arznei schwächen oder gar blockieren können. Am bekanntesten ist Menthol, das in Pfefferminzprodukten, einigen Zahnpasten und Erkältungsmitteln enthalten ist. Die Wirkungsblockade von Menthol betrifft alle homöopathischen Arzneien. Somit kann Menthol auch gezielt eingesetzt werden, wenn eine unerwünschte homöopathische Arzneimittelwirkung aufgehoben werden soll.

Auch kampferhaltige Erkältungsmittel behindern die homöopathische Wirkung ähnlich stark wie Menthol; und Essig, Coca-Cola, Bohnenkaffee, Schwarz- und Kamillentee neutralisieren bestimmte homöopathische Arzneimittel in ihrer Wirkung. Früchtetees sind aber unbedenklich.

? Mein Kind hat eine Milchzuckerunverträglichkeit. Darf ich dann Globuli geben?

Unter der Milchzuckerunverträglichkeit (Laktoseintoleranz) versteht man eine Stoffwechselerkrankung, bei der Milchzucker (Laktose) im Verdauungstrakt nicht aufgespalten werden kann. Dies führt zu einer ernsten Gedeihstörung sowie zu Verdauungsbeschwerden mit Durchfall und Blähungen. Die homöopathischen Globuli werden in ihrer Grundsubstanz von den meisten Arzneimittelherstellern aus Rohrzucker (Saccharose) hergestellt. Damit sind sie laktosefrei und im Falle einer Milchzuckerunverträglichkeit unbedenklich. Anders verhält es sich mit den homöopathischen Pulver-Verreibungen, die in der Regel Milchzucker enthalten.

Bei der hierzulande häufigeren Kuhmilcheiweißallergie besteht eine Überempfindlichkeit gegen das Kuhmilchprotein. Die Symptome sind ebenfalls Verdauungsbeschwerden, vor allem aber allergische Reaktionen auf der Haut (Neurodermitis). Auch in diesem Fall sind die Streukügelchen ohne Einschränkung zu verwenden, da sie in ihrer Grundsubstanz aus Zuckermolekülen bestehen und kein Eiweiß enthalten.

? Mein Kind hat versehentlich alle Globuli eines Fläschchens verschluckt. Besteht nun eine Vergiftungsgefahr?

In der Regel ist eine Vergiftungssymptomatik durch die einmalige Überdosierung homöopathischer Streukügelchen nicht möglich. Die Wirkung der potenzierten Arzneien liegt im energetischen Bereich (siehe Frage auf Seite 9). Hierbei spielt es keine Rolle, ob beispielsweise drei oder dreihundert Globuli eingenommen werden. Der ausgelöste Energieimpuls ist praktisch gleich. Deshalb spielt bei der homöopathischen Behandlung die Menge der eingenommenen Streukügelchen keine große Rolle.

Ab einer Verdünnungsstufe von D4 sind die Globuli so stark verdünnt, dass die Einnahme des gesamten Fläschcheninhaltes von zehn Gramm keine chemisch-pharmazeutische Wirkung mehr erzeugt. Schließlich ist ein Gramm der Ursprungsarznei von der Potenz D4 um das Zehntausendfache verdünnt (siehe Frage auf Seite 15). Bildlich gesehen entspricht das der Verdünnung eines Tropfens Wirkstoff in einem Eimer Wasser. Die Potenz D12 stellt eine Verdünnung der Arznei um das Billionenfache dar. Das entspricht bereits der Verdünnung durch die Wassermenge von 25 Schwimmbecken.

Daher muss man bei der einmaligen Einnahme einer größeren Menge von Streukügelchen ab der Potenz D4 keine Sorgen vor Vergiftungssymptomen haben. Beobachten Sie Ihr Kind auf Symptome einer möglichen Arzneimittelprüfung (siehe Frage auf Seite 10) und besprechen Sie das weitere Vorgehen mit Ihrem Arzt. Eine Ausnahme bilden die niedrigen Verdünnungsstufen, der Potenz D1 bis D3. Hier liegen die Verdünnungsstufen zwischen dem Zehn- und Tausendfachen der Ausgangssubstanz. Wird davon ein ganzes Fläschchen mit zehn Gramm Globuli eingenommen, sind durchaus Vergiftungserscheinungen möglich. Insbesondere, wenn es sich hierbei um giftige Ursprungsarzneien handelt, wie beispielsweise Tollkirsche (Belladonna), Schlangengift (Lachesis), Arsen oder Ähnliches.

? Soll man trotz homöopathischer Behandlung impfen?

Interessanterweise wurde die erste Pockenimpfung im gleichen Jahr durchgeführt, in dem Samuel Hahnemann das Ähnlichkeitsprinzip der Homöopathie veröffentlichte. Beide Methoden arbeiten mit Verdünnungen von potentiell krank machenden Ursubstanzen. Bei der Herstellung von Impfstoffen werden hoch gereinigte Einzelbestandteile, sogenannte Antigene, von krank machenden Erregern wie Tetanus, Diphtherie oder Polio verwendet. Wird der Organismus mit dem Krankheitsantigen geimpft, reagiert er mit einer gezielten Aktivierung von körpereigenen Abwehrzellen, den sogenannten Antikörpern. Diese Antikörper bilden wiederum ein langlebiges immunologisches Gedächtnis im menschlichen Abwehrsystem. Durch eine Schutzimpfung können schwerwiegende Krankheiten mit drohender Behinderung (etwa Polio, Masern oder Röteln) oder lebensgefährliche Infektionen (wie Tetanus, Diphtherie oder Meningokokken-Meningitis) zuverlässig verhindert werden. Homöopathische Arzneien sind nicht in der Lage, vorbeugend eine erregerspezifische Immunisierung hervorzurufen. Homöopathie ist eine Regulationsmedizin. Sie ist geeignet, die körpereigenen Kräfte zu aktivieren und zu regulieren. Allerdings kann auch ein gesunder Körper durch eine aggressive Infektion plötzlich schwer erkranken. Die homöopathischen

Maßnahmen sind hier nicht immer ausreichend. Schließlich muss die passende homöopathische Arznei nach ganzheitlichen Kriterien ausgesucht werden, doch im Notfall fehlt für eine aufwändige Konstitutionsanalyse die Zeit.

? Gibt es homöopathische Impfungen?

Es gibt keine homöopathische Impfung. Homöopathie ist eine individuelle Regulationsmedizin, die die Kenntnis der Patienten-Konstitution und seiner genauen Krankheitssymptome voraussetzt. Das Grundgesetz der Homöopathie ist das Ähnlichkeitsprinzip. Daher können homöopathische Arzneien erst sinnvoll eingesetzt werden, wenn die Symptome der Krankheit, die aktuellen Lebensumstände und die körperliche Befindlichkeit des Patienten berücksichtigt werden. Eine vorbeugende krankheitsspezifische Immunisierung, wie sie die Schulmedizin mit der Impfung kennt, gibt es in der Homöopathie nicht.

Tatsächlich verwendet auch die Homöopathie Krankheitserreger und bei Bedarf Impfstoffe oder Medikamente als Ausgangsmaterial

Info
Es gibt keine homöopathische Impfung. Führende Fachgesellschaften, wie der Deutsche Zentralverein homöopathischer Ärzte (DZVhÄ), raten von der Anwendung sogenannter homöopathischer Impfungen ab. (www.dzvhae.com)

zur Herstellung von Arzneien. Diese Substanzen werden nach den Gesetzen der Homöopathie verdünnt und potenziert und zur Unterscheidung Nosoden genannt. Am bekanntesten sind die sogenannten Erbnosoden Psorinum, Medorrhinum und Tuberculinum. Die Impfstoffnosoden sind homöopathische Verdünnungen handelsüblicher Impfstoffe. Sie werden eingesetzt, um aufgetretene Impfreaktionen und Impffolgen zu behandeln. In diesem Fall ist die homöopathische Behandlung aber kein Impfvorgang, sondern die Therapie von impfstoffbedingten Nebenwirkungen.

? Sind homöopathische Fertigarzneien wirksam?

Homöopathische Fertigarzneien sind fixe Kombinationen homöopathischer Einzelmittel meist in niedriger Potenz. Hierbei werden bewährte Wirkstoffe für den Einsatz bei typischen Akutkrankheiten in einer festgelegten Mixtur kombiniert. Dadurch soll die Bandbreite der therapeutischen Wirkung bei akuten Erkrankungen vergrößert werden. Allerdings ist ein Komplexmittel keine Garantie für einen Heilerfolg. Es kommt vielmehr darauf an, ob wirklich ein gut passender Einzelwirkstoff (Simile) in der Fertigarznei enthalten ist. Die anthroposophische Medizin bedient sich gerne homöopathischer Fertigarzneien. Diese werden dann nicht nach der Hahnemannschen Ähnlichkeitsregel hergestellt, sondern nach den Vorschriften des anthroposophischen Arzneimittelbuches. Hierbei werden auch homöopathische Mittel mit rein pflanzlichen (Phytotherapie) kombiniert und spezielle Verfahren angewendet – wie das sogenannte Düngen von Metallsalzen mit pflanzlichen Tinkturen. Ausgebildete Homöopathen arbeiten in der Regel mit Einzelmitteln, da diese therapeutisch besser gesteuert und in höherer Potenz eingesetzt werden können. So sind sie in ihrer Wirkung tiefer und von längerer Wirkdauer.

? Kann man alternativ auch Schüßler-Salze geben?

Am Ende des 19. Jahrhunderts sind von dem Arzt Wilhelm Schüßler zwölf sogenannte Funktionsmittel beschrieben worden. Ihre Herstellung erfolgt nach der homöopathischen Gesetzmäßigkeit des Verdünnens und Potenzierens. Der Therapieansatz der Homöopathen „Ähnliches werde durch Ähnliches geheilt" hat bei der Auswahl und Indikationsstellung der Schüßler-Funktionsmittel allerdings keine Bedeutung. Das Krankheits- und Therapieverständnis ist vielmehr biochemisch orientiert. Schüßler ordnet die menschlichen Organe nach ihrer biochemischen Funktionsweise und nach ihrem Gehalt an mineralischen Salzen. Er definiert die Krankheit als einen Mangel bestimmter Mineralstoffe in der menschlichen Zelle. Um den erschöpften Stoffwechsel zu regenerieren, werden dem Körper die fehlenden Mineralien zugeführt. Schüßler hat dafür die homöopathischen Verdünnungen der Stufen D6 und D12 ausgewählt. Nach seiner Ansicht werden die Mineralsalze in dieser Potenz am besten im Mund aufgenommen und den erkrankten Zellen zurückgegeben. Die Lehre der homöopathischen Arzneimittelbilder und Konstitutionen spielt bei der Schüßler-Medizin keine Rolle.

? Ist es bei der Konstitutionsbehandlung wichtig, nur ein einziges Mittel zu geben?

Es ist das Ziel einer homöopathischen Behandlung, den Wesenskern des Menschen und die Gesamtheit seiner Krankheitssymptome möglichst ganzheitlich zu erfassen und gemäß der Hahnemannschen Ähnlichkeitsregel mit dem entsprechenden Arzneimittelbild eines homöopathischen Wirkstoffes in Übereinstimmung zu bringen. Daher geht man in der sogenannten Konstitutionsbehandlung davon aus, dass ein homöopathischer Wirkstoff ausreichend ist, um den Menschen ganzheitlich zu behandeln. Eine derart übereinstimmende Arznei, deren Wirkspektrum sämtliche Wesensmerkmale und Beschwerden des Patienten erfasst, wird auch Similimum genannt. Es ist der Idealfall einer homöopathischen Behandlung, aber nicht die Regel.

Bei vielen homöopathischen Behandlungen wird vielmehr das Simile gegeben. Diese Arznei stimmt zwar in ihren entscheidenden Merkmalen, aber eben nicht in sämtlichen mit dem Wesen und den Beschwerden des Patienten überein. Selbstverständlich entfaltet auch dieses homöopathische Arzneimittel seine Wirkung auf den Patienten, aber eben in dem vorgegebenen Wirkspektrum und nicht auf sämtlichen Beschwerdeebenen. Für den Erfolg einer Konstitutionsbehandlung ist es wichtig, dass die Hauptbeschwerden des Patienten, seine sogenannten Leitsymptome, und sein Wesenskern im Wirkspektrum der Arznei erfasst sind.

Weiterhin muss im Kindesalter bedacht werden, dass sich die Konstitution weiterentwickeln und somit verändern kann. In einer Entwicklungsphase kann es erforderlich werden, zunächst das aktuelle Konstitutionsmittel der vorliegenden Hauptbeschwerden zu verordnen und in der Folge die homöopathische Arznei der zurückliegenden Ursprungskonstitution zu verabreichen.

Wie finde ich rasch die passende Arznei heraus?

Für die Selbstbehandlung einer akuten Erkrankung zu Hause eignen sich die sogenannten bewährten Arzneien. Hierbei ist es wichtig, das aktuelle Krankheitsbild des Kindes mit dem sogenannten Arzneimittelbild der homöopathischen Medizin, so gut es geht, in Deckung zu bringen. Damit dies im Akutfall rasch gelingt, werden in Ratgebern die homöopathischen Arzneien in stark verkürzter Form mit ihren Hauptcharakteristika dargestellt. Wir sprechen hier von den sogenannten Leitsymptomen eines Arzneimittels.

Ich möchte gerne eine homöopathische Hausapotheke einrichten. Was ist dabei zu beachten?

Die homöopathische Hausapotheke dient der Erstbehandlung akuter Erkrankungen oder kleinerer Unfälle im Kindesalter. Für die Selbstbehandlung zu Hause und auch auf Reisen ist eine Zusammenstellung von 30 homöopathischen Arzneien zweckmäßig. Hier reicht es vollkommen aus, nur kleinerer Mengen (etwa ein Gramm pro Arznei) auf Vorrat zu nehmen. Die Globuli werden in kleinen Glasfläschchen gelagert, die man, alphabetisch sortiert, ihrerseits in taschenbuchgroßen Schatullen oder Ledermäppchen aufbewahrt. Einige Hersteller homöopathischer Arzneien haben prakti-

> **So finden Sie die richtige Arznei**
>
> Beobachten Sie die Beschwerden Ihres Kindes in den wesentlichen Details:
> - Wo genau sitzt die Beschwerde und wohin strahlt sie aus?
> - Wie genau fühlt sich die Beschwerde an (beispielsweise pochend, drückend, schneidend, hämmernd)?
> - Wann treten die Beschwerden auf (zum Beispiel zu welcher Tageszeit, bei welcher Tätigkeit, bei welchem Wetter)?
> - Wodurch bessern/verschlechtern sich die Beschwerden (etwa durch Kälte, Wärme, Ruhe, Lärm)?
> - Was ist der Auslöser der Beschwerde (zum Beispiel Wetterwechsel, Stimmungswechsel, Schlafmangel)?
> - Welche weiteren Beschwerden gibt es?
> - Wie fühlt sich das Kind (beispielsweise abgeschlagen, weinerlich, genervt, gereizt, unbeeinträchtigt)?
> - Wie erscheint das Kind (etwa blass, rot, heiß, kühl)?

sche Aufbewahrungssets für 30 Arzneimittel in ihrem Sortiment. Auf diese Weise können Sie auf die Arznei jederzeit zugreifen, sei es unterwegs im Urlaub, auf dem Sportplatz oder zu Hause. Wichtig ist auf jeden Fall, die Globuli trocken, strahlungs- und lichtgeschützt und vor allem unerreichbar für Kinderhände aufzubewahren.

Haus- und Reiseapotheken werden üblicherweise mit homöopathischen Arzneien der mittleren Potenz, der C12-Potenz, bestückt. Diese Potenzen sind bei der Behandlung lokaler und akuter Krankheitssymptome

Grundausstattung für die Hausapotheke

Arznei	siehe Seite	Bewährter Einsatz
Aconitum	49, 61, 71, 87	Schreck, Schock, Erstmittel bei akuten fieberhaften Infekten
Apis mellifica	53, 54, 57, 76	Insektenstiche, Nesselsucht, Halsentzündung
Arnica	71, 74, 75	Prellung, Hämatom, Verletzung, Commotio
Arsenicum album	67, 70, 71, 84, **99**	Magen-Darm-Infekt, Durchfall und Erbrechen
Belladonna	48, 49, 53, 80, 87	Akutes Fieber mit Schweiß, Halsentzündung Sonnenstich
Bryonia alba	49, 60, 74	Zerrung, Gelenkschmerzen, Bronchitis, Grippe, Kopfschmerz
Calcium phosphoricum	45, 48, 78, 91, **102**	Wachstumsschmerzen, Reizbarkeit, Unruhe, erschwerte Zahnung
Cantharis	65, 75	Blasenentzündung, Verbrennung, Sonnenbrand
Causticum	58, 65, 75, 77, 85, 95, **103**	Husten, Heiserkeit, Lähmungsgefühl, Warzen
Chamomilla	46, 48	Reizbarkeit, Zahnungsschmerzen, Ohrenschmerzen
Drosera	58	Husten, Keuchhusten
Ferrum phosphoricum	49, 54	Fieberhafte Infekte, Ohrenentzündung, Erkältung
Gelsemium	49, 80, 88	Fieberhafte Grippe mit Kopfschmerz und „lähmiger" Benommenheit, Prüfungsangst
Hepar sulfuris	53, 54, 56, 61, 76, **106**	Eitrige Infektionen
Ipecacuanha	60, 67	Übelkeit, Erbrechen, obstruktive Bronchitis

Arznei	siehe Seite	Bewährter Einsatz
Kalium carbonicum	52, 56, 60, 63, **107**	Erkältung, Katarrh, Nasennebenhöhlenentzündung
Ledum	72, 74, 76	Insektenstiche, Knochen- und Gelenkschmerzen
Lycopodium	46, 53, 89, 93, 95, **109**	Drei-Monatskolik, Angina, Schüchternheit
Mercurius solubilis	53, 54, 56, 66, 67, **111**	Übelriechende Infektionen, Geschwüre, Aphten, Angina
Natrium muriaticum	70, 76, 80, 95, **112**	Kummer, Stress, Schulkopfschmerz, Herpes, Hitzeunverträglichkeit, Heimweh
Nux vomica	46, 49, 52, 58, 65, 67, 68, 70, 84, 93, **114**	Magen-Darm-Infekt, Erkältung, Heuschnupfen, Einschlafstörung
Phosphorus	60, 63, 73, 78, 87, 88, 91, **115**	Bronchitis, Blutungen, Nasenbluten, Ängste, Erschöpfung, Konzentrationsstörungen
Pulsatilla	49, 52, 54, 57, 58, 65, 67, 70, 80, 82, 95, **116**	Erkältung, Infekt, Ohrenentzündung, Weinerlichkeit, Heimweh
Rhus toxicodendron	49, 57, 60, 74, 75, 76, 85, **117**	Sommerdurchfälle, Lippenbläschen, Gelenkschmerzen in Ruhe, Muskelkater
Silicea	45, 56, 63, 68, 72, **119**	Erkältung, eitrige Infekte, Halsentzündung, Infektanfälligkeit, Fremdkörperverletzung
Spongia	61	Trockener Husten, Infektkrupp
Staphisagria	28, 72, 95, **120**	Schnittwunden, Gerstenkorn, Konzentrationsstörungen, verdrängter Kummer
Sulfur	57, 63, 82, 85, 92, **122**	Anhaltende Erkältungskrankheiten, juckende Hautausschläge, Infektanfälligkeit, Ausleitung von chemischen Medikamenten
Thuja	57, 66, 76, 77	Erkältungen, Warzen, Neurodermitis, Impffolgen
Veratrum album	67, 90, **125**	Magen-Darm-Infekt, Brechdurchfall, körperlicher Schwächezustand

Kapitel 2

erfolgreich, da der Wirkungsschwerpunkt auf der Organebene liegt. Die Globuli der C12-Potenz werden im Akutfall zwei- bis dreimal täglich verabreicht, wobei die Dosierung der Wirkdauer angepasst werden sollte (siehe Frage auf Seite 18).

❓ Welche Mittel gehören in die homöopathische Reise- und Hausapotheke?

Die Tabelle auf Seite 42/43 umfasst 30 bewährte homöopathische Arzneien zur Akutbehandlung typischer Krankheitssituationen im Kindesalter. So finden Sie Arzneien bei Fieberzuständen (Aconitum, Belladonna oder Ferrum phosphoricum), Husten (Causticum, Drosera oder Spongia), Erkältungen (Kalium oder Thuja), Magen-Darm-Infekten (Arsenicum oder Veratrum) oder eitrigen Infektionen (Hepar oder Silicea); des weiteren Globuli bei Verletzungen (Arnica, Rhus toxicodendron oder Staphisagria), Sonnenschäden (Cantharis oder Natrium muriaticum), Insektenstichen (Apis oder Ledum) und Schmerzen (Calcium phosphoricum, Bryonia oder Chamomilla). Auch psychische Belastungen, wie Heimweh (Natrium muriaticum oder Pulsatilla), Reizbarkeit (Lycopodium, Nux vomica oder Sulfur) und Ängste (Aconitum, Gelsemium oder Phosphorus) lassen sich mit dieser Taschenapotheke behandeln. Sie finden zur jeweiligen Arznei einige stichwortartige Beispiele von typischen Therapieindikationen und einen Verweis auf die Fragen in diesem Ratgeber, deren Antwort eine ausführlichere Arzneimittelbeschreibung enthält.

Homöopathische Selbsthilfe zu Hause

? Unser Baby erbricht die Milch.
Was können wir tun?

Das Trinkverhalten eines Babys reguliert sich innerhalb der ersten zehn Tage nach der Geburt. Danach sind Ernährungsstörungen mit mangelhafter Gewichtszunahme selten. Solange Ihr Kind im ersten Vierteljahr wöchentlich über 150 Gramm und mehr an Gewicht zulegt, müssen Sie sich über das Erbrechen angedauter Milch keine Sorgen machen. Es ist ein vollkommen natürlicher Vorgang. Homöopathische Arzneien können allerdings bei Verdauungsbeschwerden von Milch hilfreich sein.

Calcium phosphoricum: bewegungsfreudige Babys, die ständig nach neuer Stimulation suchen, schwer zur Ruhe finden und daher zunehmend reizbar sind; Milch wird schlecht vertragen. Statt kräftig und effektiv zu trinken, nuckeln sie lang anhaltend.

Magnesium carbonicum: schreckhafte oder berührungsempfindliche Säuglinge; ihr Nervensystem ist allgemein noch sehr empfindlich. Das Aufstoßen, die Stühle und sogar der Körpergeruch sind säuerlich. Magerer Körperbau, Milch wird schwer verdaut.

Silicea: leicht erregbarer, etwas ängstlicher, lärmempfindlicher Säugling; Milch wird schlecht vertragen. Das Baby lehnt die Brust ab, erbricht die Milch oder reagiert mit Bauchkoliken. Unruhezustände besonders morgens; mageres Geschöpf mit zierlichem, faltigen Aussehen und aufgetriebenem Bauch.

100 Elternfragen – Homöopathische Selbsthilfe

? Mein Baby schreit sehr viel – gibt es homöopathische Hilfe?

In den ersten Lebenswochen ist es für das Baby nicht einfach, eine ausgewogene innere Stabilität zu entwickeln. In regelmäßigen, ungefähr vierstündigen Zyklen wird es von Hunger geweckt. Nach der Mahlzeit etwas erschöpft, brauchen viele Säuglinge ein kurzes, 15-minütiges Erholungsnickerchen mit anschließendem Luft-Aufstoßen. Nun folgt die Wachzeit, in der das Kind die Eindrücke seiner neuen Umgebung in sich aufnimmt. Quengeln signalisiert: „Jetzt habe ich genug". In der folgenden ein- bis zweistündigen Ruhepause können dann Mahlzeit und Erlebnisse gut verdaut werden. Danach wacht das Baby wieder hungrig auf und der nächste Zyklus beginnt von vorne. Stabilisiert sich dieser Rhythmus in den ersten Lebenswochen nicht, reagieren viele Babys mit Verdauungsproblemen und zunehmender Unruhe, bis hin zur völligen Erschöpfung.

Chamomilla: Das Baby gerät rasch außer sich, zum Beispiel wenn Blähungen oder die Zahnung das Befinden stören. In seiner Verzweiflung ist es untröstlich und widersetzt sich allen Streicheleinheiten – lediglich Herumtragen beruhigt sein Gemüt, kann aber zur „Sucht" werden.

Coffea: Der natürliche Reizschutz, der die Babys in den ersten Wochen vor zu viel Stimulation bewahrt, ist kaum vorhanden. Sie sind hochempfindlich für Reize, finden schwer zur Ruhe und sind bereits beim geringsten Geräusch wieder wach. Typisch ist auch die große Schmerzempfindlichkeit sowie Ängste in der Nacht und vor dem Alleinsein.

Colocynthis: plötzlich auftretende Bauchkoliken, die Beinchen werden zum Bauch hin gekrümmt; das Mittel passt, wenn dem Baby Druck auf den Bauch, Massagen und die Bauchlage Erleichterung bringen.

Lycopodium: wichtige Arznei für den unruhigen Säugling; typisch ist die ausgeprägte Reizbarkeit am späten Nachmittag bis in die Abendstunden hinein. Das Baby wird zornig, schreit schrill und so verzweifelt, dass es sich nur schwer beruhigen lässt. Charakteristisch ist der Wechsel zwischen stundenlanger Darmträgheit und plötzlicher Verdauungsunruhe mit Blähbauch und schwerem Darmkollern.

Magnesium phosphoricum: allgemein empfindliche und nervöse Säuglinge, die unter krampfartigen Bauchschmerzen stark zu leiden scheinen. Wärme und Druck auf

> **Regelmäßiger Rhythmus**
>
> Achten Sie auf den regelmäßigen, drei- bis vierstündigen Rhythmus des Babys.
> 1. Trinken (etwa 30 Minuten).
> 2. Kurze Erholungspause mit anschließendem Aufstoßen und Windelwechsel (etwa zehn bis 20 Minuten).
> 3. Kontakt- und Spielphase (etwa 30 bis 60 Minuten).
> 4. Ruhephase (Schlaf) (etwa 60 bis 120 Minuten).
>
> Quengeln und Weinen zeigen jeweils den Übergang in die nächste Phase an. Sie sollten darauf mit Feingefühl reagieren.

den Bauch, das Zusammenkrümmen und Anziehen der Beine lindern wie bei Colocynthis.

Nux vomica: Nicht selten führt eine verstopfte Nase, besonders nachts oder beim Trinken, zu heftigem Ärger und Übellaunigkeit. Da es bei diesen Babys allgemein an Geduld mangelt, trinken sie hastig und reagieren rasch verärgert – nicht nur bei Schnupfen, sondern auch wegen eines geblähten Bäuchleins. Warme Bauchauflagen helfen.

? Unser Kleiner zahnt. Wie können wir homöopathisch helfen?

Dass Zähne heranwachsen und durchbrechen, sind natürliche Entwicklungsprozesse. Gelegentlich kommt es dabei zu Befindlichkeitsstörungen, wie vermehrte Unruhe und Weinerlichkeit, Schlafstörungen oder durchfallartige Stühle. Auch werden in der Zahnungszeit vermehrt Fieberzustände und Infekte festgestellt.

Belladonna: plötzlich und heftig einsetzende Beschwerden meist in den Abendstunden; schnell ansteigendes Fieber; roter, heißer Kopf und hochrot glänzendes Zahnfleisch; die Kinder sind aus heiterem Himmel erregt, wollen kaum trinken und verlangen nach Ruhe.

Calcium carbonicum: normalerweise ausgeglichene, pflegeleichte Kinder mit spät eintretendem Zahnungsdurchbruch; in dieser Phase vermehrte Unruhe, säuerliche, unverdaute Stühle und Neigung zu vermehrtem Kopfschweiß.

Calcium phosphoricum: zögerliche Zahnung, oft erst im zweiten Lebenshalbjahr; die insgesamt lebhaften, eher leichtgewichtigen Kinder neigen zu Zahnungsdurchfällen. Dabei sind sie vermehrt reizbar (wie Chamomilla) und verlangen, abgelenkt und herumgetragen zu werden.

Chamomilla: große Reizbarkeit bis zum Zorn, der sich kaum beruhigen lässt; einzig das Herumtragen bringt Linderung. Typisch sind die einseitige Wangenrötung und die spinatgrünen, nach fauligen Eiern riechenden Stühle.

Podophyllum: ähnlich schlecht gelaunt wie Chamomilla; Stuhlveränderungen in der Zahnungszeit; der Stuhlgang ist schmerzlos, flüssig, übel riechend und füllt die Windel gern bis zum Rand.

? Wie behandle ich Fieber homöopathisch?

Im Kindesalter ist Fieber in der Regel ein Zeichen für eine akute Infektionskrankheit. Dabei ist der Anstieg der Körpertemperatur ein sinnvoller Prozess, durch den die körpereigenen Abwehrkräfte aktiviert werden. Fieber ist kein beunruhigendes Zeichen, solange das Allgemeinbefinden nur geringfügig beeinträchtigt ist. Die homöopathische Behandlung soll daher nicht primär das Fieber absenken, sondern unangenehme Begleiterscheinungen, wie Durstlosigkeit, Schlafstörungen oder Fieberträume, minimieren und Gefahren abwenden. Klären Sie bei Fieberzuständen die zugrunde liegende Erkrankung und achten Sie auf mögliche Gefahren, wie Flüssigkeitsverlust, Nackensteifigkeit, unklare Ausschläge oder Bewusstseinseintrübung, die rasches ärztliches Eingreifen erfordern. Fiebernde Babys in den ersten sechs Lebensmonaten und alle länger als drei Tage anhaltenden Fieberzustände bedürfen ebenfalls einer ärztlichen Behandlung.

Aconitum: nach einer ersten Phase des Frösteins, plötzliches und sehr stürmisches Fieber, zumeist abends mit einem Anstieg in die Nacht hinein; typische Auslöser sind kühler Wind oder eine Unterkühlung. Die Kinder sind durstig, ihre Haut ist trocken-heiß und das Gesicht gerötet, erblasst aber beim Aufsitzen. Die Patienten sind ruhelos und ängstlich. Sie können unter starken Schmerzen, trockenem Husten, Schwindel und Kreislaufschwäche leiden. Dieses heftige Erststadium endet mit Eintritt der Schweißbildung.

Belladonna: rasanter Fieberanstieg; typisch ist der heiße, rote Kopf in Kombination mit eiskalten Füßen und Händen. Die Kinder klagen über brennende oder pochende Schmerzen. Sie sind ängstlich, sehr reizempfindlich (gegen Licht, Lärm, Berührung) und verlangen (im Gegensatz zu Aconitum) nach Ruhe. Vorsicht: Belladonna-Kinder neigen zu Fieberfantasien und Fieberkrämpfen.

Bryonia: gemächlich ansteigendes, hohes Fieber; im Vordergrund stehen stechende Schmerzen (des Kopfes oder beim Husten) sowie die gereizte Stimmungslage. Typisch sind trockene Schleimhäute und ein ungeheurer Durst. Die Patienten verlangen nach absoluter Ruhe, bereits kleinste Bewegungen verschlechtern ihr Befinden.

Ferrum phosphoricum: Trotz Fieber spielen die Kinder ohne größere Beeinträchtigungen und klagen kaum über Beschwerden. Häufige Begleitsymptome sind Ohren- oder Kopfschmerzen, die wellenförmig auftreten. Ferrum-phosphoricum-Kinder sind körperlich zart und infektanfällig. Ihre Gesichtsfarbe variiert zwischen rot und blass.

Gelsemium: Nach anfänglichem Kältegefühl setzt ein träge steigendes Fieber ein. Ausgeprägte körperliche Schwäche, oft gepaart mit Zittrigkeit; die Muskulatur fühlt sich kraftlos an, es fällt sogar schwer, die Augenlider zu heben. Die Kinder verlangen nach Ruhe, selbst das Trinken ist ihnen zu viel. Auslöser ist feuchtwarmes Wetter im Sommer oder in milden Winterwochen.

Nux vomica: Frostschauer und große Hitze wechseln einander ab. Die Kinder sind zugluft- und kälteempfindlich, selbst im Fieber verlangen sie eine warme Bettdecke. Im Allgemeinen sind sie leicht reizbar, in der Krankheit werden sie geradezu misslaunig.

Pulsatilla: eher milder Fieberzustand, der sich nachmittags und in den Abendstunden entwickelt; die Kinder sind jammrig-weinerlich, ihre Stimmungslage schwankt, auch die Krankheitsbeschwerden wechseln. Auffallend ist die Verschlechterung ihres Befindens im warmen Zimmer, während Bewegung und frische Luft guttun. Die Schleimabsonderungen sind rahmig-gelblich und nur gering reizend.

Rhus toxicodendron: Nässe und feuchte Kälte (Regen, kühles Baden) sind typische Auslöse-Situationen. Das Fieber geht mit Gliederschmerzen einher und mit dem charakteristischen Steifheitsgefühl, das sich durch Bewegung und Wärme bessert. Die Kinder haben einen unruhigen Schlaf. Sie können flüchtige Hautausschläge, wie Nesselsucht oder Fieberbläschen, entwickeln.

100 Elternfragen – Homöopathische Selbsthilfe

❓ Welche Globuli eignen sich bei einer Erkältung?

Unterkühlung und Kälte führen zu einer Verengung der Blutgefäße und damit zu einem geringeren Blutfluss. Die Schleimhäute unserer Atemwege sind dann schlechter durchblutet und verfügen über geringere Abwehrstoffe. So haben Krankheitserreger ein leichtes Spiel, in den Organismus einzudringen. Häufiges Spielen an der frischen Luft, viel Bewegung und Sport sowie ausreichend Schlaf stärken den Kreislauf und sind wichtig, um Erkältungen vorzubeugen.

Allium cepa: reichlicher, wässriger Schnupfen, mit scharfem Nasensekret, das den Naseneingang wund macht; der Tränenfluss ist dagegen eher mild; Besserung im Freien.

Dulcamara: milder Schnupfen als Folge von Durchnässung oder feuchtkaltem Wetter; Besserung im warmen Zimmer.

Euphrasia: milder Fließschnupfen; gereizte Bindehäute durch wund machenden Tränenfluss.

Luffa operculata: Stockschnupfen, der sich im Freien bessert; charakteristisch sind Stirnkopfschmerzen.

Kalium carbonicum: gereizte, geschwollene Nasenlöcher, flüssiges gelb-grünliches Nasensekret, aber auch trockene Borken; Besserung an der frischen Luft; bewährt bei hartnäckigem Verlauf und Mitbeteiligung der Nasennebenhöhlen.

Nux vomica: wechselseitiges Auftreten von Fließschnupfen bei Tag und Stockschnupfen in der Nacht; Niesanfälle morgens im Bett

und nach dem Aufstehen; die Nase ist an der frischen Luft verstopft, gereizt und juckt. Dies bessert sich im warmen Zimmer.
Pulsatilla: milder rahmig-gelblicher Schnupfen, der sich an der frischen Luft verschlechtert, obwohl sich Pulsatilla-Kinder ansonsten im Freien besser fühlen.
Sambuccus: bewährtes Mittel bei Säuglingen, die Schnupfen mit Atemnot haben und dadurch schlechter trinken.

? Unser Kind hat Halsschmerzen. Was gebe ich dann?

Halsentzündungen sind häufige Infektionskrankheiten im Kleinkind- und Vorschulalter. Ein warmer Halswickel mit Zitrone und ein Salbeitee bieten oftmals eine erste Hilfe. Wenn Säuglinge und Kleinkinder bei einer fieberhaften Erkrankung plötzlich die Nahrung verweigern, denken Sie bitte an mögliche Halsschmerzen.
Apis mellifica: stechende Schmerzen, besonders rechtsseitig im Hals; Durstlosigkeit trotz Fieber; die Rachenhinterwand ist hellrot und aufgedunsen. Kaltes lindert die Beschwerden.
Belladonna: schlagartig einsetzende, rechtsbetonte Halsschmerzen; ausgeprägte Schluckschmerzen; Trinkverweigerung; heißer, roter Kopf; im Vollbild der Krankheit Frostschauer und Fiebersturm bei kühlen Händen und Füßen.
Hepar sulfuris: heftig stechender oder splitterartiger Schmerz im Hals, der gerne in Richtung Ohren ausstrahlt; fauliger Mundgeruch und grau-weißliche Beläge auf den Rachenmandeln; frösteliges, gereiztes Kind.
Lachesis: linksseitig beginnende Halsschmerzen mit dem Gefühl, einen Kloß im Hals zu haben; die Rachenschleimhaut ist dunkelrot

bis bläulich verfärbt, und Halswickel werden von dem Kind als unangenehm empfunden.

Lycopodium: rechtsseitig beginnende Halsschmerzen mit Kloßgefühl und starken, stichartigen Schluckbeschwerden, besonders am Nachmittag und in den Abendstunden; Linderung durch warme Getränke.

Mercurius solubilis: fortgeschrittene eitrige Angina mit unangenehmem Mundgeruch und geschwollener, weiß-schmutzig belegter Zunge; häufig vermehrter Speichelfluss; nächtliches Schwitzen.

? Mein Kind hat Ohrenschmerzen. Was kann ich verabreichen?

Ohrenschmerzen treten bei Entzündungen im Bereich des Mittelohres oder des Gehörganges auf. Die entzündungsbedingte Schwellung und Sekretbildung zur Nase hin verhindert den natürlichen Luftdruckausgleich. Das Trommelfell gerät unter Spannung und schmerzt. Ein bewährtes Hausmittel sind Zwiebelwickel mit einem abschwellenden und keimhemmenden Effekt. Dafür werden rohe gehackte Zwiebelstückchen in ein Leinentuch gewickelt, auf das schmerzende Ohr gelegt und mit einem Stirnband fixiert.

Apis mellifica: starke, stechende, besonders rechtsseitige Ohrenschmerzen; der Eingangsbereich des Gehörganges ist berührungsempfindlich, das Ohr in der Umgebung oft gerötet und geschwollen. Das Kind hat keinen Durst und lehnt warme Ohrenwickel ab. Besserung an der frischen Luft.

Calcium carbonicum: bei Kindern, die zu wiederkehrenden Ohrenentzündungen neigen, allgemein infektanfällig sind und dabei die typische Calcium-Konstitution aufweisen; sie haben runde, weiche Körper- und Gesichtszüge, neigen besonders im Nacken zu Schweißbildung und entwickeln sich langsam und gemächlich. Sie lieben Süßes und neigen zu Verstopfung. Die Ohrenschmerzen sind pochend. Auf der schmerzhaften Seite zu liegen bringt eine Besserung.

Ferrum phosphoricum: langsamer Beginn der Ohrenschmerzen und des Fiebers oft in den Abend- und Nachtstunden; der Krankheitsverlauf ist wechselhaft, insgesamt eher mild. Die Kinder scheinen in den schmerzfreien Phasen fast unbeeinträchtigt und spielen. Frische Luft und kühle Umschläge bessern das Befinden.

Pulsatilla: langsam zunehmende wellenartige Ohrenschmerzen; die Kinder sind weinerlich und trostbedürftig. Es besteht Durstlosigkeit und ein rahmig-gelbliches Nasensekret. Besserung an der frischen Luft.

Hepar sulfuris: heftigste Ohrenschmerzen, die durch Druck und Berührung verstärkt werden; Auslöser ist meist kaltes oder windiges Wetter. Die Kinder verlangen nach Wärme, sie sind während der Krankheit reizbar und ängstlich.

Mercurius solubilis: fortschreitende, rechtsbetonte, beginnend eitrige Ohrenentzündung;

> **Tipp**
> Ihr Kind weiß, welche Maßnahmen zur Linderung seiner Ohrenschmerzen beitragen. Fragen Sie, ob es am Ohr besser Wärme oder Kälte, lieber Druck oder frische Luft haben möchte.

typisch sind übler Mundgeruch, vermehrte Speichelbildung und übel riechende Körperschweiße. In der Folge grün-gelber Ausfluss aus Nase und Ohr.

? Meine elfjährige Tochter hat eine Nebenhöhlenentzündung – was hilft?

Um Nasennebenhöhlenentzündungen und anderen Erkältungskrankheiten erfolgreich zu behandeln, ist es besonders wichtig, den Abtransport des Schleimes aus dem Nasenrachenraum zu gewährleisten. Dazu sollten Sie den Schleim, so gut es geht, verflüssigen. Meerwasser-Nasensprays, Wasserdampf-Inhalationen, viel frische (feuchte) Luft und die richtige Ernährung mit Suppen, Kompotts und wasserreichem Obst und Gemüse (Tomaten, Gurken, Orangen etc.) unterstützen effektiv eine Therapie.

Cinnabaris: Schmerzen im Bereich der Nasenwurzel und über der Stirn; reichlich zäher Schleim aus den Nebenhöhlen fließt die Rachenhinterwand hinab, aber nur geringer Nasenausfluss.

Kalium carbonicum: gelb-grüner Stockschnupfen, phasenweise mit trockenen Borken; Nasenatmung nur an der frischen Luft frei; fröstelige Kinder mit Infektanfälligkeit bei Kälte und Zugluft; Neigung zu chronischen Nasennebenhöhlenkatarrhen und Bronchitiden.

Hepar sulfuris: Die Kinder leiden unter starken Schmerzen besonders im Bereich der Kieferhöhlen. Die Wangenknochen sind klopf- und berührungsempfindlich. Eitrig-gelbes, übel riechendes Nasensekret.

Mercurius solubilis: bei Neigung zu einer Nasennebenhöhlenentzündung (Sinusitis); die Entzündung konzentriert sich auf den Stirnhöhlenbereich. Aus der Nase entleert sich dünner, grünlicher Schleim. Typisch auch der übel riechende Atem, die vermehrte Schweiß- und Speichelsekretion und allgemeine Infektanfälligkeit.
Silicea: hartnäckige Nasennebenhöhlenentzündungen oft in Begleitung von anderen Infektionen des Hals-Nasen-Ohren-Traktes; Neigung zu Eiterbildung; Silicea-Kinder sind zierlich und zurückhaltend, schnell erkältet und frieren leicht.

? Welche Mittel eignen sich bei einer Bindehautentzündung?

Die Augen werden ständig mit Tränenflüssigkeit befeuchtet, die dann wieder über den Tränengang am inneren Augenwinkel in die Nasenräume abfließt. Daher ist bei einer Infektion der Augen darauf zu achten, die Nasenwege mit Salzwasser-Sprays freizuhalten. Staut sich der Tränenabfluss, verhindert das den Selbstreinigungsmechanismus des Auges.

Apis mellifica: ausgedehnte Schwellung der Lider; hellrote glasige Bindehäute, reichlich klarer Tränenfluss.
Euphrasia: bewährt bei Entzündungen und Allergien am Auge; ständiges Tränenträufeln mit Brennen und Juckreiz, begleitet von mildem Schnupfen; nach dem Schlaf verklebte Augenlider; Verschlechterung im Freien.
Pulsatilla: mildes rahmig-gelbliches Augensekret; tränende Augen an der frischen Luft; Augenlider verkleben über Nacht.
Rhus toxicodendron: Bindehautentzündung nach Regen oder Schwimmbadbesuch (Auslöser: Nässe); Schwellung der Augenlider.

Sulfur: gerötete, beißende oder juckende Lidränder mit schärferem Tränenausfluss; Neigung zum chronischen Verlauf, auch Gerstenkörner.

Thuja: hartnäckige Bindehautentzündung mit dicklichem gelb-grünem Schleim im Herbst und Winter.

> **Tipp**
> Um verklebte Augen zu reinigen, streicht man sie am besten vom inneren Augenwinkel her nach außen aus. Die herkömmlichen Empfehlungen, die Augen zum Nasenwinkel hin auszuwischen, führen häufig zu einer Verstopfung des dort beginnen- den Tränenganges und damit zu einer hartnäckig wiederkehrenden Infektion. Aus diesem Grund sollte man ihnen nicht folgen.

? Mein Sohn hat einen hartnäckigen Husten – welche Globuli helfen?

Der Hustenreflex soll die Atemwege reinigen. Er ist für sich genommen lediglich ein Symptom, bei dem es gilt, die dahinterliegende ursächliche Störung zu finden und zu behandeln. So können beispielsweise eine schlechte Luftqualität (zu warme, zu trockene, verrauchte Zimmerluft), Schleimbildung durch Infekte des Hals-Nasen-Ohren-Traktes, Reizungen durch Allergien, Ozon oder Feinstaub sowie auch Infekte der Atemwege selbst (Bronchitis, Lungenentzündung) zu hartnäckigem Husten führen.

Causticum: zäher, tief sitzender Schleim in der Brust, der sich nur schwer löst; daraus resultiert ein immer tieferer, trockener Reizhusten, der zunehmend schmerzt oder auch kitzelt. Feuchtigkeit, Regenwetter und kalte Getränke bessern, Verschlimmerung tritt dagegen nachts im warmen Bett ein.

Coccus cacti: schlagartig einsetzender, heftig hackender Husten gegen Mitternacht oder in den Morgenstunden; tiefrote Gesichtsfarbe aufgrund der großen Anstrengung; am Ende wird reichlich zäher Schleim herausgewürgt. Sitzposition, frische Luft und kühle Getränke bessern.

Drosera: abrupt quälend-krampfartige, rasch aufeinanderfolgende Hustensalven in den Nachtstunden, begleitet von Erstickungsgefühl und Schmerzen in der unteren Brustgegend; Trinken und Sprechen verschlimmern die Beschwerden, Aufsitzen und Druck auf die Brust bessern.

Nux vomica: trockener, quälender Husten morgens und beim Aufstehen im Rahmen von Erkältungskrankheiten oder Allergien; allgemeine Frostigkeit, Zugluft-Empfindlichkeit und Reizbarkeit.

Pulsatilla: lockerer, rasselnder Husten mit Auswurf morgens und tagsüber; abends, im warmen Zimmer Verschlechterung zu einem trockenen Reizhusten

> **Tipp**
> Im Kindesalter ist Husten häufig ein Symptom bei Erkältungskrankheiten des Hals-Nasen-Ohren-Traktes. Daher ist es wichtig, die Schleimhäute des Nasen- und Nebenhöhlentraktes mitzubehandeln. Verwenden Sie dabei regelmäßig physiologische Meerwasser-Nasensprays.

hin; frische Luft und Bewegung bessern. Die Kinder sind allgemein weinerlich und von wechselhaftem Gemüt.
Rumex: unaufhörlicher, kitzelnder Reizhusten, der sich draußen an der kalten Luft verschlechtert.

❓ Welche Globuli eignen sich zur Behandlung einer Bronchitis?

Die im Kindesalter empfindliche Bronchialschleimhaut reagiert im Falle einer Entzündung nicht selten mit einer Schwellung und Verkrampfung der Bronchialmuskulatur. Dies ist im Einzelfall äußerlich nur schwer zu erkennen. In diesem Fall sollte die Therapie nicht nur schleimlösend, sondern auch entkrampfend wirken.

Bryonia: tief greifende Arznei bei stechenden Brustschmerzen während der trockenen Hustenanfälle und bei jeder Bewegung; die Kinder sind gereizt, wollen in Ruhe gelassen werden. Kalte Getränke werden durstig und in einem großen Schluck getrunken.

Ipecacuanha: krampfhafter Husten mit Würgereiz und Erbrechen; die Ausatmung scheint erschwert. Phasenweise pfeifendes Geräusch, typisches Schleimrasseln über der Brust; die Kinder sind schwach, schweißig und gereizt, ihre Zunge ist stets zart-rosa.

Kalium carbonicum: Im Rahmen einer hartnäckigen Erkältung entwickelt sich ein trockener, krampfartiger, auch schmerzhafter Kitzelhusten, besonders nach Mitternacht und morgens. Aufrechte Sitzposition mit nach vornüber geneigtem Oberkörper bessert. Die Kinder sind zugempfindlich und neigen zu Atemwegsinfekten.

> **Info**
> Die noch unreifen Bronchien von Babys und Kindern reagieren besonders sensibel auf Luftschadstoffe wie Zigarettenrauch. Voraussetzung für eine erfolgreiche Bronchitisbehandlung im Kindesalter ist eine vollkommen rauchfreie Umgebung.

Phosphorus: Neigung zu wiederkehrenden Atemwegsinfekten; Erkältungen schlagen meist auf die Brust. Sensible, vorsichtige Kinder, die durch ihre Offenheit, Spritzigkeit und Kreativität beeindrucken; sehr hartnäckiger, kitzelnder Husten; mitunter besteht die Gefahr einer Lungenentzündung. Verschlechterung durch Sprechen und Lachen; Temperaturveränderungen.

Rhus toxicodendron: trockener oder auch rasselnder Reizhusten, dabei Ruhelosigkeit und Bewegungsdrang; Auslöser ist stets Nässe oder feuchte Kälte. Warme Getränke und ein heißes Bad bessern.

? Gibt es Notfallmittel gegen Krupphusten?

Unter Krupphusten versteht man einen plötzlich nachts einsetzenden bellenden Husten im Kleinkind- und Vorschulalter. Ist er begleitet von hohem Fieber und Schluckbeschwerden, rufen Sie bitte unverzüglich einen Notarzt. Meist sind die Kinder zwar ängstlich und ihr Schlaf ist gestört, sie haben aber nur geringes Fieber und trinken beschwerdefrei. Hier bietet ihnen die Homöopathie wertvolle Hilfe. Lösen Sie im Akutfall die auf Seite 62 stehenden Arzneien in einem Glas Wasser auf und geben Sie sie schluckweise in 15-minütigen Abständen, bis die Beschwerden abklingen.

Aconitum: schlagartiges Auftreten eines harten bellenden Hustens (Seehund-Gebell) in den frühen Morgenstunden; die Kinder zeigen große Angst und Unruhe. Sehr passend, wenn abrupte Wetterwechsel und kalte Stürme vorangegangen sind.

Spongia: krampfhafter, hohler metallisch-bellender Husten, der plötzlich um Mitternacht beginnt und bis in den Tag hinein anhält; Erstickungsgefühl mit panischer Ängstlichkeit, die die Atemnot noch verstärkt; Trinken bringt Besserung.

Hepar sulfuris: Hustenanfälle in den frühen Morgenstunden, zum Teil mit Atemnot; der Husten ist eher feucht-rasselnd. Die Kinder sind reizbar, schlecht gelaunt und meist auch sehr schnell erkältet.

> **Wichtige Begleitmaßnahmen beim Krupp-Anfall**
> - Bringen Sie Ihr Kind in Sitzposition (erhöhter Oberkörper).
> - Strahlen Sie Ruhe und Zuversicht aus – Hektik und Angst verschlimmern den Zustand.
> - Sorgen Sie für frische, kühle Luft (beispielsweise auf dem Balkon oder vor dem geöffneten Kühlschrank).
> - Befeuchten Sie die Luft beispielsweise mit Dampf einer heißen Duschbrause, indem Sie feuchte Tücher aufhängen oder mit Salzwasser-Inhalationen.
> - Vermeiden Sie jeglichen Tabakrauch.

Bromum: besonders im Sommer, nach Überhitzung; Schmerzen in der Brust oder im Kehlkopfbereich, lautes Schleimrasseln.

❓ Unser Kind hat eine beginnende Lungenentzündung. Gibt es homöopathische Hilfe?

Die Entzündung des Lungengewebes ist eine ernst zu nehmende, oftmals schwere Erkrankung, die in der Kinder- und Jugendheilkunde eine große Rolle spielt. Je nach Art des Erregers (Viren, Bakterien oder andere) und je nach den verschiedenen Erscheinungsformen variieren der Krankheitsverlauf und die Komplikationsraten erheblich. Insofern gehören die Diagnostik und Behandlung der Lungenentzündung immer und von Anfang an in eine erfahrene, fachärztliche Hand. Tatsächlich lassen sich Pneumonien im Einzelfall auch homöopathisch erfolgreich behandeln. Dies erfordert gute Kenntnisse über die Konstitution des Patienten und eine präzise Abstimmung aller Krankheitssymptome mit einem exakt passenden Arzneimittel. Die in Frage auf Seite 60 beschriebenen Arzneien sind Beispiele für tief greifende und hochwirksame Mittel, die auch zur Behandlung von Lungenentzündungen in Frage kommen. Der Heilungsverlauf ist dann engmaschig und sorgfältig zu begleiten. Doch nur erfahrene Ärzte sind in der Lage, die Grenzen der Behandlung und die Notwendigkeit schul- oder intensivmedizinischer Therapie rechtzeitig und risikofrei zu erkennen.

❓ Mein Sohn bekommt ständig Infekte – kann hier ein homöopathisches Mittel helfen?

Das Immunsystem durchläuft im frühen Kindesalter, wie viele andere Systeme unseres Organismus auch, einen wichtigen Reifungsprozess. So beobachten wir im Kleinkindalter, besonders in der Kinderkrippen- und Kindergartenzeit, durchschnittlich zehn bis zwölf Infekte pro Jahr. Durch diese intensive Auseinandersetzung mit zahlreichen Krankheitserregern entwickelt sich die Abwehrbereitschaft der Kinder zu voller Stärke.

Das Behandlungsziel der Homöopathie ist es, den Organismus in seiner Abwehrbereitschaft zu stärken. Hierfür ist ein gut abgestimmtes Konstitutionsmittel erforderlich. In Frage kommen beispielsweise:

Calcium carbonicum: ausgeglichene, in sich ruhende Kinder mit teigig-rundlichen Gesichtszügen und Körpermerkmalen; das sogenannte lymphatische System (Lymphknoten, Schleimhäute, Rachenmandeln etc.) ist übermäßig gefordert und schwillt an. Die Kinder schwitzen nicht nur bei Anstrengungen, sondern auch im Bett. Draußen frieren sie rasch und sie sind überaus infektanfällig.

Silicea: zierliche, überaus fröstelige Kinder von zartem Körperbau; sie scheinen zurückhaltend, bei näherer Betrachtung aber ausgesprochen eigenwillig. Neigung zu eitrigen Infektionen.

Sulfur: durchsetzungsfähige, eher egozentrische Kinder; die Arznei ist angezeigt bei unterschwelligen immer wiederkehrenden Infektionen (zum Beispiel bei infektiösen Hauterkrankungen) und zur Stabilisierung nach medikamentös unterdrückten Infekten.

Tuberculinum: wichtiges Kindermittel bei wiederkehrenden Infektionskrankheiten; die Kinder sind lebhaft, launenhaft und gleichzeitig abenteuerlustig.

? Welche Mittel helfen bei einem Harnwegsinfekt?

Bakterielle Infektionen der Blase und der aufsteigenden Harnwege sind im Säuglings- und Kleinkindalter, insbesondere bei Mädchen, durchaus nicht selten.

Um Harnwegsinfekten vorzubeugen, achten Sie bitte auf eine sorgsame Genitalhygiene und auf eine gute Durchblutung der Genitalregion. Dazu sollten die Füße und der Unterleib stets warm gehalten werden.

Lassen Sie Ihr Kind ausreichend viel trinken. Mit einem Preiselbeersaft wird der Urin optimal angesäuert.

Berberis: stechende Schmerzen in den Nierenflanken, nach unten zur Blase und Harnröhre ziehend; die Kinder sind bewegungsempfindlich, Ruhe und Wärme bessern aber das Befinden.

Cantharis: intensiver brennender Schmerz in Harnröhre und Blase bei Blasenentzündungen; der Urin ist scharf, trübe und wird nur tröpfchenweise entleert.

Causticum: Die Harnblase erscheint wie gelähmt, entleert sich schlecht (leichter im Sitzen) und ist in ihrer Empfindung gestört. Daher häufig unbemerktes Einnässen.

Dulcamara: Neigung zu Blasenentzündungen nach Durchnässung; trotz ständigem Harndrang kommt unter Schmerzen nur wenig Urin. Meist auch Einnässen durch Störung der Blasenkontrolle.

Pulsatilla: weinerliche, stimmungslabile Kinder, die sich bei kühlen oder nassen Füßen leicht erkälten; der Harndrang und die Schmerzen beim Wasserlassen treten wellenartig in unregelmäßigen Abständen auf.

Nux vomica: stetiger krampfhafter Harndrang; krampfartige, aber nur tröpfchenweise Urinentleerung; Wärme bessert; für Zugluft empfindliche, reizbare Kinder.

> **?** Mein Kind hat immer wieder Pilzinfektionen. Welche Globuli sind hier hilfreich?

Unsere Schleimhäute sind normalerweise von nützlichen Bakterien besiedelt. Ist das natürliche Gleichgewicht der Schleimhautflora gestört oder bei Säuglingen noch nicht ausgebildet, kann es im Mund- und Verdauungstrakt sowie im Genitalbereich zu einem übermäßigen Pilzwachstum kommen (Soor). Hier probiotische Präparate zum Aufbau einer ausgewogenen Schleimhautflora zu geben und ein homöopathisches Konstitutionsmittel einzusetzen, ist ein wirksamer Schutz. Symptomatisch eignen sich:

Acidum nitricum: reizbare, mürrische Kinder mit schmerzhaften Soor-Ausschlägen besonders im Haut-Schleimhautübergang, also im Lippenbereich und um den Darmausgang herum; dabei auch Risse und Fissuren an diesen Körperöffnungen; streng riechender Urin.

Borax: bewährte Arznei bei der Kombination von Mundsoor und Windelsoor; kränklicher, blasser Säugling mit Blähungen und vermindertem Appetit; schreit viel, besonders beim Niederlegen und bei Schaukelbewegungen nach unten.

Mercurius solubilis: ausgedehnter Mundsoorbefall bei verdickter, grau-gelb belegter Zunge; nässende Windeldermatitis und Pustelbildung oder rundliche Ekzeme im Bereich der Oberschenkel; typisch sind vermehrtes Schwitzen und Speichelfluss sowie der unangenehme Mundgeruch.

Rheum: Pilzbefall (Soor) im Mundraum und Windelbereich zur Zahnungszeit in Kombination mit grünlichem, säuerlichem Durchfall, Blähungen und Bauchkoliken.

Thuja: gehäuft Infektionen besonders im Haut- und Schleimhautbereich; weißlicher Mundsoor eventuell mit Aphtenbefall; nässender Hautausschlag im Genitalbereich; häufig auch Neigung zu Nabelentzündungen und HNO-Infekten.

? Mein Kind hat einen Brechdurchfall – welche Globuli helfen?

Bei einem Magen-Darm-Infekt versucht der Organismus, sich durch Erbrechen und Durchfall von den Erregern zu reinigen. Jetzt ist es wichtig, den entstandenen Flüssigkeitsverlust durch Trinken und flüssige Kost zu ersetzen. Die Gefahr der Austrocknung erkennen Sie am besten, wenn Sie auf regelmäßiges Wasserlassen Ihres Kindes achten. Sollte Ihr Kind nicht mehr wie gewohnt in die Windel nässen (beim Kleinkind: alle vier Stunden), ist die im Körper vorhandene Flüssigkeitsmenge möglicherweise bereits zu knapp. Ein unverzüglicher Arztbesuch ist notwendig.

Arsenicum album: Erbrechen und Durchfall treten fast zeitgleich auf. Sie wiederholen sich häufiger, doch in kleinen Portionen. Dabei ätzender Mundgeschmack und Brennen am Darmausgang; die Kinder sind durstig, schwach und unruhig-ängstlich.

Ipecacuanha: anfangs anhaltende Übelkeit, die durch das Erbrechen kaum Erleichterung findet; in der Folge schmerzhafte Durchfälle mit Nabelkoliken; Durstlosigkeit und vermehrter Speichelfluss; typisch: Die Zunge ist immer glänzend-rosa.

Mercurius solubilis: schmerzhafter, grünlich-schleimiger, auch blutiger Durchfall; Gefühl, als ob nicht alles entleert worden sei; vermehrtes Schwitzen, Speichelfluss, belegte Zunge.

Nux vomica: Die Nahrung liegt schwer im Magen, im Vordergrund stehen die Bauchkrämpfe. Saures, galliges Erbrechen erleichtert. Krampfartige Durchfälle von geringer Menge; dicker Zungenbelag, aber hellrosa Zungenspitze.

Pulsatilla: Erbrechen besonders nach fetten Speisen; Durchfälle von wechselhafter Stärke und Aussehen – mal grünlich, mal gelblich oder auch mal blutig-rot; die Zunge ist gelb-weißlich belegt. Die Kinder sind frostig, durstlos und weinerlich.

Veratrum album: wichtige Arznei bei heftigem Erbrechen und reichlich Durchfall; die Kinder verlangen nach kalten Getränken. Sie sind kaltschweißig und ausgesprochen schwach.

? Unser Dreijähriger leidet unter chronischer Verstopfung. Was hilft dagegen?

Die Verstopfung ist die häufigste Ursache für Bauchschmerzen im Kindesalter. Besonders in der Phase der Sauberkeitserziehung ist sie häufig zu beobachten. Manche Kinder entwickeln unterbewusst Ängste, ihren Stuhl abzugeben, andere entdecken den

Prozess als Machtinstrument gegenüber ihren Eltern. Hält die Verstopfung länger als drei Tage an, kann dies bereits zu einem erheblichen Kotstau führen. Die Konsequenzen sind Schmerzen bei der Stuhlentleerung. Die Kinder versuchen dann erst recht, den schmerzhaften Stuhlabgang zurückzuhalten. Daher entwickelt sich nicht selten ein langwieriger Verlauf.

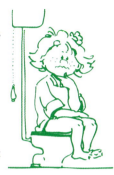

Alumina: zarte, in der Entwicklung behäbige Kinder mit ausladenden Bäuchen; große Anstrengung und starkes Pressen beim Stuhlgang; die Schleimhäute wirken trocken.

Calcium carbonicum: kräftige, runde und zufriedene Babys und Kinder mit dickem Bäuchlein; sie neigen von klein auf zu Verstopfung, fühlen sich dabei durchaus wohl und beschwerdefrei. Es besteht eine Schweißneigung an Kopf und Nacken. Häufig kalte, feuchte Füße; typische Spätentwickler.

Nux vomica: temperamentvolle, auch reizbare Kinder; haben mühsame Stuhlentleerung, da sie sich „verkrampfen".

Plumbum: Bauchkoliken bei extremer Verstopfung; Bauch ausladend und hart.

> **Tipp**
> Unterstützen Sie eine regelmäßige Verdauung durch
> - ballaststoffreiche, faserreiche Kost,
> - ausreichend Flüssigkeit (regelmäßig Suppe, Kompott),
> - viel Bewegung und
> - keinerlei „Druck" bei der Sauberkeitserziehung.

Silicea: Stuhlvermeidung aus Angst vor Schmerzen; zierliche, zurückhaltende Kinder mit einem typischen Hang zu Eigensinn.

❓ Gibt es eine homöopathische Behandlung bei Heuschnupfen?

Bei Heuschnupfen besteht eine übermäßige Abwehrbereitschaft gegen an sich harmlose und unschädliche Substanzen aus unserer Umgebung. Die allergischen Beschwerden treten zwar an bestimmten Organen wie den Augen, der Nase, der Haut oder der Lunge in Erscheinung, eine erfolgreiche Behandlung erfordert aber immer einen ganzheitlichen Therapieansatz. Eine konstitutionelle homöopathische Behandlung kann hierbei sehr erfolgreich sein (siehe Kapitel 4).

Arsenicum album: brennender Fließschnupfen bei verstopfter Nase, besonders im Bett; Wärme bessert. Aufgrund einer inneren Unsicherheit und Ängstlichkeit streben die Kinder nach Halt und Strukturen. Daraus resultiert ihr Hang zur Pünktlichkeit, Ordnungsliebe, Genauigkeit und Selbstkontrolle.

Natrium muriaticum: Wechsel zwischen Fließ- und Stockschnupfen mit typischem eiweißartigem Sekret; frische Luft, Wind und Sonne verschlechtern. Kinder mit sowohl moralisch als auch intellektuell hohen Ansprüchen, die ihre Gedanken und ihren Kummer aber eher für sich behalten.

Nux vomica: Nasenjucken und heftiger Niesreiz besonders morgens; abends und in warmen Räumen verstopfte, gereizte Nase;

aktive, temperamentvolle, ungeduldige und leicht reizbare Kinder, die ihre Mitmenschen schnell kritisieren und als Konkurrenz betrachten.

Pulsatilla: mildes hellgelbes Sekret aus Augen und Nase mit ausgeprägtem Augenjucken; anhängliche, weinerliche Kinder mit typischen Stimmungswechseln und weichem Gemüt.

? Wie helfe ich im Notfall bei einem Schock?

Ein Schockereignis entsteht durch eine schmerzhafte Verletzung, einen plötzlichen Schreck oder ein erschütterndes Erlebnis. Die Kinder sind blass und zittrig, haben kaltschweißige Hände und Füße mit beschleunigtem, kaum tastbarem Puls. Sie sind verängstigt und sehr unruhig. Bleiben Sie immer beim Kind. Bei ernsthaften Kreislaufproblemen verständigen Sie unverzüglich den Notarzt. Sorgen Sie für frische Luft und bringen Sie Ihr Kind in die Schocklage.

> **Schocklage**
> Legen Sie das Kind auf den Rücken und heben Sie die gestreckten Beine in einem ungefähren 45-Grad-Winkel an. Schieben Sie dazu einen kleinen Hocker, eine zusammengerollte Decke oder Ähnliches unter seine Beine. Sorgen Sie für frische Luft und öffnen Sie das Fenster. Bieten Sie schluckweise Wasser und etwas Traubenzucker an.

Aconitum: klassisches Schockmittel nach Unfallereignissen und plötzlichen Schrecksituationen; die Kinder sind unruhig, zittern und haben unermessliche, panikartige Furcht. Setzen sie sich auf, erblassen sie.

Arnica: wichtige Arznei bei jeglicher Verletzung; starke Schmerzsensibilität; daher sind die Kinder mürrisch, weisen Hilfsangebote zurück und fühlen sich wie zerschlagen.

Arsenicum album: große innere Angst und Unruhe mit dem Gefühl der Verzweiflung; eiskalte Hände und Füße, Schwäche und Erschöpfung; das Trinken in kleinen Schlucken, Ruhe und Zuwendung bessern.

? Unser Kind fällt immer wieder hin und verletzt sich. Was gebe ich bei Schürf- oder offenen Wunden?

Bei offenen Verletzungen ist es am wichtigsten, die Wunde sorgsam zu reinigen, um Infektionen vorzubeugen. Verwenden Sie bei oberflächlichen Wunden eine einprozentige Calendula-Lösung (siehe Tipp) oder eine Betaisodona- oder Chloramin-Lösung. Tiefere und ausgedehnte Wunden sollten Sie einem Arzt vorstellen.

> **Wundversorgung mit Calendula-Lösung ein Prozent**
> Ein Teil der Calendula-Urtinktur wird mit neun Teilen einer physiologischen Kochsalzlösung (NaCl 0,9 Prozent) verdünnt. Tränken Sie eine sterile Kompresse mit dieser Lösung und tupfen Sie die Wunde vorsichtig ab. Versorgen Sie die Wunde anschließend mit einem sauberen luftdurchlässigen Verband, den Sie wiederholt mit der Calendula-Lösung beträufeln können.

Calendula: bei infektionsgefährdeten Schürfwunden und Schleimhautverletzungen; beugt durch verbesserte Wundgranulation der Narbenbildung vor.
Hamamelis: bei offenen, venös dunkelrot, blutenden Wunden.
Hypericum: bei Nervenverletzungen und Verletzungen sensibler Körperteile (beispielsweise Zungenbiss, Fingerquetschung).
Ledum: Biss- und Stichverletzungen aller Art; bei drohender oder beginnender Infektion.
Silicea: bei Dornen- oder Splitterverletzungen; hilft beim Austreiben oberflächlicher Fremdkörper unter der Haut.
Staphisagria: Schnittwunden und Verletzung durch scharfe Gegenstände; große Berührungsempfindlichkeit im Bereich der Wunde; stechender Schmerz.

? Gibt es Notfallmittel bei Nasenbluten und anderen Blutungen?

Blutungen werden durch einen Druckverband mit einem keimfreien Tuch gestillt. Dabei ist es wichtig, das Kind zu beruhigen, um den Blutdruck zu senken. Lagern Sie das verletzte Körperteil möglichst erhöht. Feuchte Umschläge von angenehm kühler Temperatur fördern ebenfalls die Blutstillung.
Arnica: bewährte Trauma-Arznei; auch bei dünnflüssigen Blutungen geeignet,

> **Erste Hilfe bei Nasenbluten**
> - Bringen Sie das Kind in eine aufrechte Sitzposition und beruhigen Sie es.
> - Drücken Sie seine beiden Nasenflügel zusammen.
> - Legen Sie ihm einen feucht-kühlen Waschlappen in den Nacken.

insbesondere bei Zahnverletzungen und Mehrfachverletzungen (Polytrauma).
Hamamelis: dünnflüssige, dunkelrote venöse Blutung; sehr bewährt bei Nasenbluten, in Kombination mit Phosphorus.
Lachesis: bei Störungen der Blutgerinnung, insbesondere auch bei unstillbaren dunkelroten venösen Blutungen.
Phosphorus: wirksame blutstillende Arznei bei heftigen hellroten Blutungen; sehr bewährt bei Nasenbluten.

? Zerrung und Stauchung auf dem Fußballplatz – was ist hier geeignet?

Sorgen Sie zunächst dafür, das betroffene Körperteil ruhig zu stellen. Je nach Empfindung des Patienten eignen sich kühle oder warme Umschläge zur Schmerzlinderung.
Die homöopathischen Mittel sollten möglichst frühzeitig verabreicht werden und können im Akutfall auch kurzfristig wiederholt werden.
Arnica: erstrangige Arznei bei stumpfen Traumata wie Prellungen, Muskelzerrungen, Verstauchungen oder Sehnenreizungen (zum Beispiel einem Tennisarm); die Kinder sind schmerzsensibel, ängstlich und lehnen Hilfsmaßnahmen eher ab.
Rhus toxicodendron: bei schmerzhaften Gelenksverletzungen, insbesondere mit Sehnenbeteiligung; charakteristisch ist die eintretende Besserung bei leichter Bewegung und durch wärmende Umschläge.

Bryonia: starke, stechende Schmerzen, die bereits bei kleinster Bewegung auftreten; daher verhalten sich die Kinder ganz steif. Druck und kühle Umschläge bessern.

Ledum: Das Gelenk ist infolge eines Blutergusses rötlich geschwollen. Taubheits- und Kältegefühl; eiskalte Umschläge lindern.

Ruta: starke, stechende, exakt lokalisierbare Schmerzen, am Knochen oder im Gelenkbereich mit einem Steifheitsgefühl.

? Wie behandle ich eine Verbrennung oder einen Sonnenbrand?

Bei Verbrennungen geht es zunächst darum, die Wunde sauber zu halten und die Schmerzen wirksam zu bekämpfen. Um eine weitere Schädigung durch die vorhandene Resthitze zu vermeiden, sollten Sie das betroffene Körperteil für 15 Minuten mit einer zimmerwarmen Flüssigkeit (15 bis 20 Grad Celsius) kühlen. Hierfür sind Essigumschläge geeignet. Ein Sonnenbrand ist wie eine Verbrennung zu behandeln.

Arnica: dunkelrotes Hautareal; die Kinder sind sehr berührungsempfindlich und dulden keinen Verband.

> **Verbrennungsgrade**
> - Verbrennung ersten Grades: schmerzhafte, hellrote Areale bei intakter Haut
> - Verbrennung zweiten Grades: Bildung von Brandblasen
> - Verbrennung dritten Grades: offene Fleischverletzung durch Auflösung der Oberhaut
>
> **Wichtig:** Ist die Verbrennung größer als die Fläche einer Kinderhand oder geht sie tiefer als das erstgradige Stadium, so ist eine ärztliche Behandlung erforderlich.

Apis mellifica: stechende Schmerzen und hellrote Schwellung im verbrannten Areal; eiskalte Umschläge lindern.
Cantharis: wichtige Anfangsarznei zur Behandlung der starken, brennenden Schmerzen; Entstehung von klarflüssigen Brandblasen.
Causticum: wichtiges Wundheilungsmittel bei Verbrennungen.
Rhus toxicodendron: Blasenbildung von trübem Sekret; lauwarme Umschläge lindern.
Urtica urens: Juckreiz und brennender Schmerz bei oberflächlichen Verbrennungen; wichtiges Mittel bei Verbrühungen.

> **?** Unser Sohn wurde von einem Insekt gestochen. Welche Kügelchen gebe ich bei Bienen- und Insektenstichen?

Die Reaktion frischer Insektenstiche können Sie dadurch abmildern, dass Sie Zwiebelscheiben auflegen oder -saft auftragen.
Apis mellifica: Behandlung von Stichen jeglicher Art; brennender, stechender Schmerz, Schwellung, Röte und Überwärmung.
Ledum: bewährt bei Stichen mit starker Lokalreaktion an der Einstichstelle und drohender Infektion; kalte Umschläge lindern.
Urtica urens: nesselartige Quaddelbildung an der Einstichstelle, mit Brennen und Juckreiz; Besserung durch Wärme.

> **?** Meine Tochter leidet unter hartnäckigem Lippenherpes. Was kann ich dagegen tun?

Meist treten diese schmerzhaften Bläschen im Lippenbereich im Rahmen von Infekten oder nach Stresssituationen auf, also immer dann, wenn das Immunsystem beeinträchtigt ist. Eine Ausheilung erfordert ein gut gewähltes Konstitutionsmittel.

Dulcamara: Durch feuchtes oder kaltes Wetter ausgelöst, findet man dichtstehende Fieberbläschen, meist gelblich-eitrig; Ausbildung von feuchten Krusten; milder Verlauf.

Natrium muriaticum: bei hartnäckigen, wiederkehrenden Herpesausschlägen; die wasserklaren Bläschen sind schmerzhaft und treten nach fieberhaften Erkrankungen, aber auch nach emotionalen Belastungen oder Sonneneinwirkung auf.

Hepar sulfuris: Eitrige Bläschen um den Mund herum verursachen heftige, splitterartig stechende Schmerzen.

Rhus toxicodendron: zu Beginn stark juckende, kleine rote Bläschen im Mund- und Nasenbereich; häufig bei nasskaltem Wetter und bei Infektionskrankheiten.

Thuja: Blasen um den Mund herum und auch im Schleimhaut- und Zungenbereich.

? Was eignet sich zur Warzen-Behandlung?

Warzen sind übertragbare Virusinfektionen der Haut. Die Ansteckung erfolgt durch direkten Kontakt in Schwimmbädern, Sporthallen und anderen Gemeinschaftseinrichtungen. Um ihnen vorzubeugen, ist es sinnvoll, die Durchblutung durch regelmäßige Bewegung, Wechselbäder oder warme Bekleidung zu verbessern. In einer homöopathischen Konstitutionsbehandlung wird den Warzen die Wachstumsgrundlage entzogen. Daher werden sie, wie alle chronischen Hautkrankheiten, durch die Verordnung eines passenden Konstitutionsmittels sicher austherapiert.

Antimonium crudum: bei starker Hornhaut- und Schwielenbildung, besonders bei Dornwarzen an der Fußsohle und am Handrücken; mürrische, reizbare Kinder, die sich nur ungern berühren lassen.

Causticum: bei Neigung zu harten, verhornten Vulgärwarzen, besonders im Bereich der Fingerspitzen, um die Nägel herum und im Gesichtsbereich (Nase, Augenlider); sie neigen zu Blutungen. Die Kinder sind sensibel, idealistisch und mitfühlend.

Dulcamara: großflächige, eher weiche Warzen bei Kindern, die zu kaltschweißigen Händen und Füßen neigen und durch Feuchtigkeit leicht erkranken.

Medorrhinum: Dellwarzen (Mollusken) und fleischige, feuchte Warzen, häufig im Genitalbereich; blasse, leidenschaftliche Kinder, die zwischen ihrer Sensibilität und heftiger Aggressivität hin und her schwanken können; Besserung stellt sich am Meer und bei feuchtem Wetter ein.

Thuja: bei großen, blumenkohlartigen Warzen oder auch bei Dellwarzen (Mollusken); die Kinder sind ohne Selbstvertrauen, was sie zu überspielen versuchen. Sie sind empfindlich gegen feuchtkaltes Wetter.

? Welche Globuli eignen sich, um Wachstumsschmerzen zu behandeln?

Immerhin ein Drittel aller Vorschul- und Schulkinder erleben einmal (oder mehrfach) in ihrem Leben eine Periode diffuser nächtlicher Beinschmerzen. Zunächst sollten Sie einen Arzt aufsuchen, um medizinisch bedeutsame und behandlungspflichtige Ursachen für Knochenschmerzen ausschließen zu lassen – insbesondere, wenn die Schmerzen am Morgen auftreten (Rheumaverdacht) oder während einer körperlichen Belastung (wie Trauma, Knocheninfektion oder Tumor). Typische Wachstumsschmerzen lassen sich gut durch die Homöopathie behandeln.

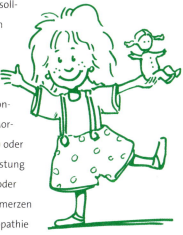

Calcium carbonicum: rundliche, etwas schlaffe Kinder, die sich gemächlich entwickeln, dafür aber in sich ruhen; Wachstumsschmerzen besonders im Bereich der Unterschenkel und der Waden, typischerweise nach körperlicher Anstrengung.

Calcium phosphoricum: Hauptmittel bei nächtlichen Wachstumsschmerzen; die Kinder sind aktiv, aber

> **Typische Anzeichen für Wachstumsschmerzen**
> - Die Schmerzen treten abends oder nachts auf, besonders nach ausgiebiger Bewegung. Sie kommen nicht während einer körperlichen Belastung vor.
> - Der Schmerz ist nicht genau lokalisierbar.
> - Der Schmerz wandert oder wechselt die Seiten.
> - Am nächsten Morgen gibt es keinerlei Beschwerden mehr.

unstet und häufig unzufrieden. Sie finden schwer in den Schlaf, wachsen rasch und sind in der Regel eher hager.

Phosphorus: aufgeweckte, sensible und geistreiche Kinder, die sich früh entwickeln. Wachstumsschmerzen spätnachmittags und abends, Massagen und warme Wickel bringen Besserung.

? Meine Tochter bekommt häufig Kopfschmerzen. Welche Globuli eignen sich hier als Mittel?

Kopfschmerzen sind wegen ihres variablen Erscheinungsbildes und der unterschiedlichen Ursachen eine echte medizinische Herausforderung. Bei Kindern und Jugendlichen entstehen Kopfschmerzen beispielsweise im Rahmen einer Migräne, aufgrund von Durchblutungsstörungen bestimmter Hirnareale, durch Muskelverspannungen im Hals-/Nackenbereich oder durch Fehlsichtigkeit. Häufig kommt auch der sogenannte Spannungskopfschmerz bei Stress oder anderen psychischen Belastungen vor.

Kleinkinder entwickeln bei Spannungen dagegen eher Bauchsymptome mit Übelkeit, Erbrechen, Blässe und Abgeschlagenheit, also die sogenannte abdominelle Migräne. Kopfschmerzen finden sich etwa bei Erkältungen, Nasennebenhöhlenentzündungen oder einem Sonnenstich, aber auch bei einer Gehirnerschütterung, Hirnhautentzündung oder gar einem Tumor als Begleitsymptom. Vor einer homöopathischen Behandlung sollten die Kinder gründlich vom Kinderarzt untersucht werden. Da die Kopfschmerzen so vielfältig sind, gibt es zahlreiche homöopathische Arzneien –

sowohl für den Akutfall als auch für die nachhaltige konstitutionelle Behandlung. Beispiele hierfür sind:

Belladonna: Die Beschwerden kommen (und gehen) plötzlich, meist auf der rechten Schädelseite. Der Kopf ist typischerweise rot und heiß, Hände und Füße dagegen kalt. Die heftigen Schmerzen sind pochend, auch stechend (von innen nach außen). Die Kinder sind berührungsempfindlich, vermeiden Licht, Sonne und Erschütterungen. Das Liegen in einem ruhigen, dunklen Zimmer und das Aufsetzen bringen meistens Besserung.

Gelsemium: erschöpfende Kopfschmerzen, im Hinterkopf beginnend mit Schmerzausbreitung zur Stirn; charakteristisch ist die allgemeine Schwäche, Zittrigkeit und das Gefühl, wie gelähmt zu sein. Der Kopf und selbst die Augenlider erschei-

> **Erste Maßnahmen bei Kopfschmerzen**
> - Sorgen Sie für einen geregelten Tagesablauf mit regelmäßigen Mahlzeiten (auch in den Schulpausen), ausreichend Bewegung und genügend Schlaf.
> - Sprechen Sie mit Ihrem Kind und seinen Erziehern oder Lehrern, inwieweit Stress oder seelischer Druck vorliegen könnte.
> - Lassen Sie die Augen durch einen Facharzt überprüfen.
> - Gehen Sie sofort zum Arzt, wenn die Kopfschmerzen von hohem Fieber oder Nackensteife begleitet sind, sehr plötzlich ein- oder in den frühen Morgenstunden auftreten, von Nüchtern-Erbrechen begleitet sind oder neurologische Auffälligkeiten (etwa Lähmungserscheinungen) auftreten.

nen schwer und hängen herab. Eine Harnentleerung bessert das Befinden.

Natrium muriaticum: Hauptmittel für Schulkopfschmerzen und Migräne, besonders bei Mädchen; die Kinder sind sensibel, nach außen hin ernst, korrekt und sehr pflichtbewusst. Ihre starken Gefühle und ihren Kummer behalten sie für sich. Sie sind ausgesprochen verletzlich. Hämmernder Kopfschmerz von außen nach innen (vergleiche Belladonna), besonders am späteren Vormittag und in den frühen Nachmittagsstunden; Sonne und Hitze werden schlecht vertragen, kalte Umschläge bessern.

Pulsatilla: sehr variable Kopfschmerzen, an unterschiedlichen Arealen des Kopfes und mit veränderlicher Schmerzcharakteristik auftretend; Sonne, Hitze, stickige Räume, fette Speisen oder Eiscreme können verschlechtern. Gemütliche Bewegung an der frischen Luft bessert das Befinden hingegen.

Spigelia: heftig stechende Kopfschmerzen im Bereich der linken Stirn und des linken Auges; Berührungen und Erschütterungen, sogar Augenbewegungen verschlechtern.

? Unser Kind kann nicht einschlafen. Welche Kügelchen helfen?

In den ersten Lebensjahren haben Kinder das natürliche Bedürfnis, ihren Eltern sowohl im Wach- als auch im Schlafzustand nahe zu sein. Kommt es in der kindlichen Erlebniswelt zu Ängsten oder Spannungen, suchen Kinder tagsüber und nachts unsere Geborgenheit. Am besten beschäftigen Sie sich tagsüber ausgiebig mit Ihrem Kind, schmusen und spielen intensiv mit ihm. Auf diese Weise bauen Sie ein unerschütterliches Urvertrauen bei Ihrem Kind auf. Machen Sie dazu tagsüber spielerisch Trennungsübungen und führen Sie ein Kuscheltier ein, das immer verfügbar ist, wenn Ihr Kind Angst und Sorgen verspürt.

Coffea: insgesamt hohes Aktivitäts- und Erregungsniveau mit geringem Schlafbedürfnis im Vergleich zu Gleichaltrigen; das Kind kann die Gedanken nicht abschalten, findet nicht zur Ruhe, ihm geht beispielsweise am Abend noch das Erlernte im Kopf umher. Mischung aus Übermüdung und Munterkeit.

Pulsatilla: spätes, schwieriges Einschlafen, langes Ausschlafen morgens; die gefühlvollen, anhänglichen Kinder haben Trennungsängste beim Zubettgehen und das Bedürfnis nach Schutz und Geborgenheit in der Nacht. Sie sprechen oder weinen im Schlaf. Die heißen Füße werden aus der Decke herausgestreckt.

Sulfur: umtriebige, durchsetzungsfähige Kinder; typische Nachteulen, die abends noch lange munter sind; allgemein geringes Schlafbedürfnis; häufiges Erwachen nach Mitternacht; Hitzegefühl, besonders an den Füßen; decken sich gerne ab (wie Pulsatilla).

> **Gut schlafen**
> Voraussetzung für einen angstfreien Schlaf sind ein tagsüber gewachsenes Urvertrauen und eine natürlich entwickelte Trennungserfahrung im Alltag. Belastende Erlebnisse wie Streit, spannende Fernsehfilme, aufwühlende PC-Spiele sollten nachmittags und abends gemieden werden.

100 Elternfragen – Homöopathische Selbsthilfe

? Mein Kind wacht nachts dreimal auf.
Wie kann ich hier homöopathisch helfen?

Der Schlaf dient der Erholung. Unser zentrales Nervensystem nutzt die Schlafenszeit aber auch, um die Tageseindrücke zu sortieren, von fehlerhaften Bewertungen zu reinigen und sich so für neue Erlebnisse zu regenerieren. Besonders erholsam gestaltet sich daher der Schlaf nach einem erfüllten Tag voller harmonischer und anregender Erlebnisse. Aber für einen guten Schlaf sind auch ausreichend körperliche Aktivitäten, wie etwa ausgedehnte Spaziergänge, und ein erfüllendes Spielprogramm am Tag wichtig. Sorgen Sie für feste Rhythmen und Tagesabläufe.

Arsenicum album: ängstliches Kind, hat Furcht beim Zubettgehen; Schlafstörungen besonders zwischen Mitternacht und 3:00 Uhr; verlangt nach der Nähe der Eltern.

Cypripedium pubescens: bewährt bei anhaltender Tag-Nacht-Rhyth-

> **Gute-Nacht-Rituale helfen**
> Vorlesen, Singen oder Kuscheln als Gute-Nacht-Rituale helfen, die Aktivität zu drosseln und die nötige Bettschwere zu erreichen. Sie müssen jedoch (auf 15 bis 30 Minuten) klar begrenzt sein. Denn bei zu langen Einschlafritualen wird das sogenannte Schlaffenster verpasst und die eingetretene Müdigkeit weicht wieder einer inneren Unruhe und einem Tatendrang.

musstörung; das Kind macht die Nacht zum Tage, möchte mitten in der Nacht spielen, singen oder Ähnliches.

Nux vomica: Schlafstörungen durch Sorgen oder Ärger; die Kinder träumen häufig von Schulproblemen oder Streitereien, sie weinen und sprechen im Schlaf und erwachen häufig zwischen 2:00 und 4:00 Uhr. Sie sind reizbar und neigen zu Zornesausbrüchen.

Valeriana: ruheloser Schlaf; sehr geräuschempfindlich; in den frühen Morgenstunden hellwach.

Zincum: reizbares Kind; Einschlafzuckungen; Kopfrollen; unruhiger Schlaf mit plötzlichem Auffahren; Unruhe der Füße; Zähneknirschen.

? Mein achtjähriger Sohn nässt ein.
Welche homöopathischen Mittel können hier helfen?

Die Kontrolle der Harnblase erfolgt durch ein komplexes, fein abgestimmtes Regelwerk, das durch Hormone, vor allem aber durch das autonome Nervensystem gesteuert wird. Diese Systeme reifen im Vorschulalter heran. Dennoch nässen statistisch gesehen immerhin 20 Prozent der Fünfjährigen und zehn Prozent der Siebenjährigen noch ein.

Psychische Belastungen, wie die Geburt eines Geschwisterkindes, die Einschulungsphase, ein Wohnortwechsel, Spannungen im Elternhaus oder Stress in der Schule, können zu einem zeitweisen Kontrollverlust der Harnentleerung führen. Eine zu frühe oder zu strenge Sauberkeitserziehung kann ebenfalls einen negativen Einfluss auf die Blasenkontrolle haben.

Eine Konstitutionsanalyse ermittelt die homöopathische Arznei, die das Wesen Ihres Kindes stabilisieren hilft und die notwendigen

Reifungsprozesse fördert. Kurzbeispiele hierfür sind:

Causticum: sensible, mitfühlende Kinder, die bei Märchen, Theaterstücken oder Kindersendungen aus geringem Anlass weinen oder Ängste entwickeln; Blasenschwäche tags wie nachts.

Rhus toxicodendron: bewährte Arznei bei Jungen; lebhafte, bewegungsaktive, fröhlich-geistreiche Kinder, die andererseits etwas scheu wirken; leichte Reizbarkeit, bis hin zur Bosheit; häufiger Harndrang, schlimmer bei Durchnässung und Verkühlung.

Sepia: zurückgezogene, launische Kinder, die sich beim Sport oder Tanz abreagieren können; sie sind gefühlvoll, nach außen hin aber eher kühl-distanziert, weinen und schmollen schnell und lehnen Trost und Zuwendung ab. In ihren Wutanfällen können sie kalt und

> **Hilfe beim Einnässen**
> - Sorgen Sie während des Tages für eine regelmäßige (vierstündliche) Blasenentleerung.
> - Richten Sie die Toilette sauber und gemütlich ein. Das Kind sollte einige Minuten darauf verweilen und sich richtig entspannen können.
> - Ihr Kind sollte zwei Stunden vor der Bettruhe nur noch ein Glas trinken und vor dem Schlafengehen noch einmal ausreichend lange auf die Toilette gehen.
> - Gehen Sie sofort zum Arzt, wenn das Einnässen im Zusammenhang mit Fieber (Harnwegsinfekt) oder anhaltend großen Trinkmengen (Diabetes) steht.

böse werden. Häufig nässen sie bereits in der ersten Nachthälfte ein. Typisch ist ihre Angst vorm Alleinsein und vor Dunkelheit.

Sulfur: warmblütige, willensstarke und durchsetzungsfähige Kinder; sie leben vorwiegend nach dem Lustprinzip, für Körperpflege und Ordentlichsein haben sie wenig übrig. Machtkämpfe tragen sie dagegen energisch aus. Häufiger Harndrang; unruhiger Schlaf; decken sich gerne auf und träumen von Wasser während des Einnässens.

Tuberculinum: bewegungsfreudige, schlanke, infektanfällige Kinder; auffällig ist ihre Launenhaftigkeit aufgrund der inneren Unzufriedenheit. Harnentleerung bereits in der ersten Nachthälfte möglich.

> **?** Unser Kind zeigt große Ängste. Welche Kügelchen helfen ihm da?

Ängste sind ein natürlicher Schutzmechanismus, der uns vor Gefahren warnt. So können wir durch Abwehr oder Flucht rechtzeitig darauf reagieren. Hat ein Mensch anlagebedingt ein ängstliches Gemüt, können sich bei seelisch belastenden Ereignissen auch regelrechte Angststörungen ergeben. Versuchen Sie in einer ruhigen, entspannten Atmosphäre mit Ihrem Kind über seine Angstfantasien zu sprechen. Oder beschäftigen Sie sich gemeinsam spielerisch mit den Angstthemen. Das nimmt Ihrem Kind eventuell die Furcht. Stellen Sie beispielsweise in einem Rollenspiel dar, wie ein ängstliches Tier von den anderen Tieren beschützt und somit beruhigt wird.

Aconitum: bei schweren panikartigen Angstattacken nach Unfall, Schock oder psychischem Trauma; die Kinder befinden sich in großer Unruhe und Erregung, empfinden Herzklopfen und sogar Angst zu sterben.

Belladonna: lebhafte, temperamentvolle Kinder mit plötzlichen Angstattacken; bekannt ist ihre Angst vor Hunden, vor Dunkelheit, Wasser oder Räubern. Heftige Alpträume oder wildes Delirium bei hohem Fieber sind möglich.

Ignatia: wichtige Arznei bei unverarbeiteten Ängsten und tiefer gehenden Enttäuschungen; die Kinder sind sensibel und leicht erregbar oder neigen zu hysterischen Reaktionen.

Phosphorus: Die Kinder sind lebhaft, kontaktfreudig und offen. Sie sind hochsensibel und lieben es zu spielen. Auf der anderen Seite sind sie oft angstgeplagt, fürchten Gewitter und Stürme, Dunkelheit, Geister und das Alleinsein genauso wie Krankheiten.

Pulsatilla: ängstliche, anhängliche Kinder, die in fremder Umgebung stets die Nähe ihrer Eltern suchen; allgemein sind sie sanft, jedoch launisch. Weinen und Trost tut ihnen gut.

? Wie behandle ich die Prüfungsangst meines Sohnes?

Lampenfieber ist eine harmlose Aufgeregtheit, die den Sinn hat, wichtige körperliche Funktionen, wie Herzschlag, Atmung, Blutdruck oder Stresshormone, für die bevorstehende Prüfung zu aktivieren. Prüfungsängste dagegen hemmen die Lern- und Denkprozesse beträchtlich. Ursache dafür ist oftmals ein gering entwickeltes Selbstvertrauen, oder dass die Kinder einen unrealis-

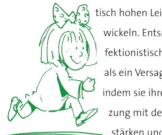

tisch hohen Leistungsanspruch an sich selbst entwickeln. Entsprechen die Noten nicht ihren perfektionistischen Erwartungen, empfinden sie es als ein Versagen. Eltern können hier helfen, indem sie ihre Kinder bei der Auseinandersetzung mit den eigenen Unzulänglichkeiten stärken und ihnen ausreichend Gelegenheit zum Aufbau eines stabilen Selbstwertgefühls geben.

Argentum nitricum: ehrgeizige Kinder; geraten leicht in geistige Stresssituationen, da sie sich immer höhere Ziele setzen; trotz guter Vorbereitung sind sie Tage vor der Prüfung aufgeregt und denken an nichts anderes mehr. Körperlich klagen sie über Bauchschmerzen und Durchfall. Die Prüfung selbst wird gut gemeistert.

Gelsemium: Hauptmittel bei Lampenfieber; Unbehagen vor neuen Herausforderungen jeglicher Art bis hin zu hochgradigen Ängsten vor Prüfungen oder öffentlichen Auftritten; daraus resultiert eine körperliche und geistige Schwäche mit Zittrigkeit und Leeregefühl im Kopf, das auch während der Prüfung anhalten kann.

Lycopodium: auf den ersten Blick schüchternes, in neuen Situationen unsicheres Kind, das von großem Ehrgeiz beseelt ist; im ständigen Wettbewerb mit anderen sucht es nach Anerkennung. Dabei hat es Angst, zu verlieren oder zu versagen, und traut sich kaum, öffentlich vorzusprechen. Besteht es den Wettbewerb oder die Prüfung, erhebt es Anspruch darauf, ein Anführer zu sein.

Phosphorus: offene, enthusiastische Kinder mit einer ausgeprägten Feinfühligkeit und Sensibilität; aufgrund ihrer empfindsamen Wahrnehmung neigen sie zu Ängsten und Beunruhigungen, wenn neue Herausforderungen bevorstehen.

Welche Arzneien eignen sich bei Überaktivität im Schulalter?

Seit Milliarden von Jahren ist körperliche Fitness, Beweglichkeit und Muskelkraft der entscheidende Garant dafür, dass wir Menschen die Erde erfolgreich bewohnen. Kinder entdecken die Welt von klein auf über ihre Mobilität und Bewegung. Durch Sport und körperliche Aktivität werden Glückshormone und geistiges Leistungsvermögen im Gehirn freigesetzt. Fehlen der tägliche Auslauf und regelmäßige körperliche Betätigungen, führt dies im Kindesalter leicht zu Rast- und Ruhelosigkeit und zunehmender Unausgeglichenheit. Regelmäßige Aktivität in betreuten Sport- und Spielgruppen sind eine Grundvoraussetzung, um „Sitzfleisch" und Konzentrationsvermögen der Kinder zu entwickeln. Nebenbei wird die Entwicklung sozialer Kompetenzen, des Selbstwertgefühls sowie die Konzentration auf ein Ziel hin spielerisch gefördert. Im Sport lernt das Kind, seine Hyperaktivität durch strukturiertes Training und klare Spielregeln zu kontrollieren.

Agaricus: Kinder leben in ihrer blühenden Fantasiewelt. Sie kommen mit den realen schulischen Anforderungen schwer zurecht. Häufig zeigen sie neurologische Auffälligkeiten, wie Tic-Störungen, Stottern oder Probleme mit der Grob- und Feinmotorik. Sie leiden unter Ängsten, sind überempfindlich gegen Geräusche, Berührungen, Gerüche oder auch Licht.

Coffea: aufgekratzte, hellwache Kinder mit einer beachtlichen Leistungs- und Aufnahmefähigkeit und gutem Gedächtnis; ihre Sinne sind sehr empfindsam für Geräusche, Bewegung, Licht und auch Schmerz. Sie benötigen wenig Schlaf und werden bereits durch feine Geräusche geweckt. Die Kinder haben viele Ideen, die sie auch in die Tat umsetzen. Stillsitzen empfinden sie als langweilig, sie werden „hippelig". Ihre Eile drückt sich im hastigen Sprechen aus, die Silben werden gerne verschluckt. Auch das Essen schlingen sie hastig hinunter. Da sie ständig nach neuer Stimulation suchen, ist ihre Konzentrationsspanne eher gering. Einige Coffea-Kinder fallen durch einen unsicheren Gang oder ungeschickte Bewegungen auf.

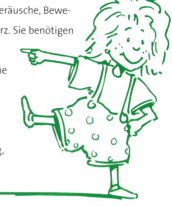

Veratrum album: oft frühreife Kinder mit rasanter geistiger Entwicklung und enormer Auffassungsgabe; sie sprudeln vor Energie und sind geradezu zwanghaft aktiv. In vermeintlich guter Absicht stellen sie allerlei Dummheiten an, haben aber keine zerstörerischen Intentionen. Sie sind ehrgeizig, perfektionistisch, neigen zu Übertreibungen und sind auch schnell zu beleidigen. Ihre Unfolgsamkeit und ihr unaufhörlicher Tatendrang sind eine Herausforderung für Eltern und Pädagogen.

? Mein Kind hat ein Aufmerksamkeitsdefizit-Syndrom (ADS). Gibt es eine homöopathische Alternative zu Ritalin?

Die bewusste Lenkung unserer Aufmerksamkeit ist die Grundvoraussetzung für einen erfolgreichen Lernprozess, aber auch für jegliche soziale Beziehung. Diese Fähigkeit ist bei ADS-Kindern nicht oder zu gering entwickelt. ADS-Kinder konzentrieren sich auf Dinge, die sie interessieren, zum Beispiel auf den Gameboy, den Computer oder andere Lieblingsspielsachen. Für Lern- und Alltagsaufgaben, die nicht ihr Interesse wecken, zeigen sie hingegen kein oder nur oberflächliches Interesse. Ihre Aufmerksamkeit springt rasch von Reiz zu Reiz, da die Eindrücke nicht nach ihrer Wichtigkeit gefiltert werden können. Plötzlich ist der Stift, der zu Boden fällt, interessanter als das Buch, das man gerade liest. Manche ADS-Kinder handeln ausgesprochen impulsiv, also bevor sie über die Konsequenzen nachdenken. Ihre Handlungen entstehen plötzlich aus der Emotion heraus und der Effekt auf andere wird nicht im Vorhinein durchdacht.

Calcium phosphoricum: unzufriedene, reizbare Kinder, die sich nur wenig mit sich selbst beschäftigen können und daher ständig nach Aufmerksamkeit und Zuwendung verlangen; sie sind sensibel, ängstlich und neigen bei schulischen oder seelischen Belastungen zu psychosomatischen Beschwerden, wie Kopf- oder Bauch-

> **Tipp**
> Die homöopathische Behandlung von ADS sollte stets in ein multimodales Gesamtkonzept eingebettet sein. Dies schließt eine gründliche Vordiagnostik, verhaltenstherapeutische Maßnahmen, Elternschulungen und psychomotorisches Training mit ein.

schmerzen. Ihre körperliche und sprachliche Entwicklung ist häufig verzögert.

Phosphorus: sympathische, kontaktfreudige, temperamentvolle Kinder; sie spielen gern den Klassenkasper und genießen den Applaus, sind sensibel und haben viele Ängste. Nach aufregenden Fernsehsendungen können sie empfindlich reagieren. Sie leiden häufig unter Prüfungsängsten, sind intelligent, jedoch etwas flatterhaft und haben wenig Ausdauer. Unter Druck reagieren sie mit Gedankenleere, Langsamkeit, Ablenkbarkeit und Erschöpfung.

Stramonium: wichtig bei Impulsivität; die Kinder sind angenehm und liebenswert im Gespräch, oft frühreif. Sie scheinen sich als Einzelgänger wohlzufühlen, verspüren aber auch massive Ängste, bis hin zu Panikattacken. Urplötzlich können heftige Wutanfälle mit einem unvermuteten Gewaltpotenzial an den Tag treten.

Sulfur: intelligente, neugierige Kinder mit vielseitigen Interessen, aber auch großer Bequemlichkeit; das Aussehen ist eher lässig ungepflegt, körperliche Hygiene ist zweitrangig. Die Eltern bemängeln ihre Unordentlichkeit. Es gibt den robusten, kräftigen, dominanten Sulfur-Typ, der sich egozentrisch und respektlos in allen Situationen durchzusetzen weiß. Weniger bekannt ist der schmächtige, intellektuelle Sulfur-Typ mit einem unwiderstehlichen Forscherdrang. Als Bücherwurm entwickelt er großes Wissen und Ideen, die er eher besserwisserisch als pragmatisch zum Besten gibt.

> **?** Mein Sohn ist unausgeglichen und sehr reizbar.
> Wie kann die Homöopathie hier helfen?

Wut und Aggression gehören wie Liebe und Mitgefühl zum angeborenen Repertoire unserer Gefühlswelt. Im sogenannten Trotzalter vieler Zweijähriger ist der Zorn der vorherrschende Gemütszustand. Feinfühlige und konsequente Erziehung in diesen Trotzphasen hilft dem Kind, eine soziale Kompetenz für seine Umwelt und seine Mitmenschen zu entwickeln. Da die Wut oft eine innere Unsicherheit ausdrückt, ist es wichtig, den Kindern durch intensive Zuwendung und spielerische Beschäftigung viel Selbstvertrauen und Geborgenheit zu geben.

Genauso bedeutsam ist es, den Kindern durch klare Regeln und Grenzen Respekt und Achtung anderen Mitmenschen gegenüber zu vermitteln. Ein Konstitutionsmittel kann Ihre Erziehungsarbeit wirkungsvoll unterstützen.

Hyoscyamus: ruhelose, aktive Kinder, die nur mit Mühe in der Lage sind, ihre Gefühlsimpulse zu kontrollieren; sie können sehr albern sein, auch anzüglich-schamlos reden oder wüst fluchen. Häufig Eifersucht und Streitereien mit den Geschwistern.

Lycopodium: in fremder Umgebung ausgesprochen schüchtern und scheu, zu Hause versuchen sie Macht und Kontrolle zu erlangen; eine souveräne Autorität anerkennen die Kinder gut, Erziehungsfehler werden dagegen unerbittlich entlarvt. Unzulänglichkeiten ihrer Mitmenschen, auch die der Eltern, werden unumwunden aufgedeckt und kritisiert.

Nux vomica: meist Jungen, die durchsetzungsfähig, sehr ehrgeizig und oft ungeduldig erscheinen; sie vertragen keinen Widerspruch und können nicht verlieren. Dies bringt sie genauso in Rage, wie andere Kleinigkeiten. Typische Morgenmuffel und Streithansel.

Stramonium: lebhafte, zum Teil etwas distanzlose, meist aber unauffällige und liebenswerte Kinder, die urplötzlich einen unkontrollierten Wutanfall bekommen können; sie verlieren jegliche Beherrschung, kratzen, beißen und schlagen oder zerstören in blinder Raserei. Schockerlebnisse verarbeiten sie schlecht, sie leiden unter starken Ängsten, oft auch mitten im Schlaf (Nachtschreck).

> **?** Seit der Scheidung leidet mein Sohn unter der Trennung vom Vater. Welche Globuli helfen?

Die Trennung seiner Eltern stürzt ein Kind in eine tiefe emotionale Krise. Kinder, insbesondere Kleinkinder, erleben sich in einer Trennungssituation hilflos und ohnmächtig und fühlen sich oft sogar schuldig.

Offene und verständnisvolle Eltern können ihr Kind bei der Verarbeitung dieser schweren emotionalen Belastungsreaktion unterstützen. Denn in jeder Krise steckt auch die Chance einer positiven Veränderung. Helfen Sie Ihrem Kind, seine Trauer auszudrücken und zu verarbeiten. Geben Sie Ihrem Kind die Möglichkeit, nach dem Schock, der Wut und der Trauer eine neue verlässliche Beziehung zu Mutter und Vater aufzubauen.

Wie unterschiedlich sich die homöopathischen Charaktere im Trennungsschmerz verhalten, zeigen die folgenden homöopathischen Beispiele:

Causticum: sensible Kinder mit großem Mitgefühl und idealistischer Einsatzbereitschaft für das Leid anderer; daher neigen sie zum Weinen und zu tiefen Ängsten bereits bei geringem Anlass. Emotionale Überforderungen führen zu seelischer wie körperlicher Abstumpfung und dem Gefühl, wie gelähmt zu sein.

Ignatia: wichtige Arznei bei Kummer oder Trauer; die Kinder sind still und verschwiegen, sie halten ihre verletzten Gefühle so gut es geht zurück. Allerdings brechen die Emotionen in Form von Reizbarkeit, hysterischen Anfällen oder psychosomatischen Beschwerden, wie Kopfschmerzen, Asthma oder einem Erschöpfungs-Syndrom, unerbittlich auf.

Lycopodium: reagieren auf Verletzungen und Kränkungen mit der Abschottung ihrer Gefühle; suchen Anerkennung und Selbstwert über Leistungsbereitschaft wiederzugewinnen und haben ständig Angst, sich zu blamieren; großer Ehrgeiz und Machtstreben der scheuen, schüchternen Kinder; bewährt, wenn in der frühen Kindheit Abwertungen erlebt wurden.

Natrium muriaticum: große Verletzlichkeit; das Kind reagiert auf Kummer mit emotionalem Rückzug und verweigert Trost und Berührung. Es nimmt sich den Kummer scheinbar still und schweigsam zu Herzen. Weinen oder Verzeihen fällt schwer.

Pulsatilla: große Anhänglichkeit und Liebesbedürftigkeit, die sehr offen in der Frage „Liebst du mich?" zum Ausdruck kommt; ein Hang zum Weinen besteht. Trost und Kuscheln erleichtern.

Staphisagria: auf den ersten Blick umgängliche, beliebte Kinder; ihre Sensibilität und Liebesbedürftigkeit wird oft übersehen, da sie diese starken Gefühle würdevoll unterdrücken. Seltene, dann aber heftige Wutanfälle mit Zittrigkeit. Die Kinder neigen zu psychosomatischen Beschwerden wie Hauterkrankungen, Einnässen, Tics oder Schlafstörungen.

Selbsteinschätzung des homöopathischen Wesens Ihres Kindes

? Gibt es verschiedene homöopathische Kindertypen?

Von Geburt an sind wir Menschen mit verschiedenartigen Gaben versehen. In unterschiedlichem Ausmaß und in ganz individueller Verteilung haben wir von Mutter und Vater und deren Vorfahren unsere bleibenden Anlagen geerbt. Diese einzigartige Mixtur verschiedener Erbmerkmale bestimmt den Kern unseres Wesens. Unter dem Einfluss von Elternhaus, Erziehung und Umwelt entwickeln sich unsere Anlagen weiter. So entsteht unsere individuelle Persönlichkeit, in der Homöopathie auch Konstitution genannt. Die Sichtweise der Homöopathie berücksichtigt stets die naturgegebenen konstitutionellen Unterschiede. Bereits von Geburt an lernen Mütter und Väter die verschiedenen Charakterzüge ihrer Kinder zu unterscheiden, wie Durchsetzungsfähigkeit oder Schüchternheit, Zartheit oder Robustheit, Mut oder Ängstlichkeit, Schweigsamkeit oder Redseligkeit und so weiter. Seit Samuel Hahnemann arbeiten die Homöopathen daran, die individuellen Wesensmerkmale der Menschen zu erfassen und als typische Konstitutions- oder Arzneimittelbilder zu beschreiben.

? Warum ist es wichtig, die Konstitution eines Menschen zu bestimmen?

Aus homöopathischer Sichtweise ist Menschen Gesundheit und Wohlergehen beschieden, wenn sie sich im Einklang mit ihren naturgegebenen Anlagen entwickeln und entfalten können. So sollten Eltern darauf hinarbeiten, dass ihr Kind sich hinsichtlich seiner körperlichen, geistigen und seelischen Verfassung stabil und ausgewogen entwickeln kann. Aber auch im emotionalen Bereich sollten sie die kindlichen Bedürfnisse feinfühlig wahrnehmen und beantworten. Eine positive Erziehung ist darauf ausgerichtet, die Talente und Eigenheiten von Kindern aufmerksam zu beobachten und zu fördern.

Babys nehmen vom Zeitpunkt ihrer Geburt an ihre Umgebung stark emotional wahr. Sie versuchen, ihre Sinneserfahrungen mit ihrer eigenen Gefühlswelt in Übereinstimmung zu bringen, und besitzen die Fähigkeit zur sogenannten Selbstregulation.

In der Kleinkinderzeit findet innerhalb der Familie eine Feinabstimmung zwischen Eltern und Kind statt. Es entsteht ein Verständnis füreinander, und man lernt voneinander. Die Kenntnis von Kinder-Konstitutionen gibt einen Einblick in die wunderbare Vielfalt des menschlichen Seins.

> **Tipps**
>
> Das Verständnis von Kinder-Konstitutionen gibt Eltern und Therapeuten die Möglichkeit, die individuellen Schwächen und Stärken der kindlichen Entwicklung feinfühlig wahrzunehmen und angemessen darauf zu reagieren. So ist eine maßvolle und kindgerechte Förderung der naturgegebenen Anlagen des Kindes gewährleistet.

? Arsenicum album: Kinder, die nicht teilen mögen?

Ein Charakteristikum von Arsenicum-album-Kindern ist ihre tief sitzende innere Unsicherheit. Auf den ersten Blick ist diese allerdings schwer erkennbar, da sich die Kinder ein umfangreiches Sicherheitsnetz schaffen. Der Familienverband ist ihnen wichtig. Da sie das Alleinsein ängstigt, suchen sie die Gesellschaft der anderen und versuchen, es anderen recht zu machen. Infolgedessen sind die Kinder verlässlich, ordentlich und tüchtig und achten auf ein gepflegtes Äußeres. Ihre Hausaufgaben erledigen sie sorgfältig, in der Schule zeigen sie sich verständig, klug und gelehrig. Ihre Angst, vor der Prüfung schlecht vorbereitet zu sein, ist in der Regel unbegründet.

Arsenicum-album-Kinder sehnen sich nach Wärme, Sicherheit und Ordnung. Bereits in jungen Jahren fällt ein ausgeprägter Ordnungssinn auf. Spielsachen werden sorgfältig auf- und weggeräumt. Sie halten gerne an materiellen Dingen fest, weshalb eine Sammelleidenschaft zu beobachten ist, bis hin zur Unfähigkeit, Besitztümer mit ihren Altersgenossen zu teilen. Dies bringt ihnen häufig den Vorwurf ein, geizig zu sein. Pünktlichkeit und Verlässlichkeit verschafft ihnen die notwendige innere Sicherheit. So sind sie äußerst besorgt, wenn Mama oder Papa nicht zur verabredeten Zeit zurück sind. Es könnte ihnen ja etwas zugestoßen sein.

Auf der körperlichen Ebene finden wir Magen-Darm-Beschwerden mit Durchfall und Erbrechen, Allergien und Infektionskrankheiten der Atemwege. Dabei sind brennende Schmerzen, wund machende Sekrete und eine allgemeine Schwäche für Arsenicum album charakteristisch.

100 Elternfragen – Das homöopathische Wesen des Kindes

**? Barium carbonicum:
typisch bei verzögerter Entwicklung?**

Barium carbonicum ist eine gewinnbringende Arznei bei Kindern, die auf ihre Umgebung einen verlangsamten, unsicheren Eindruck machen und sich stetig und beharrlich entwickeln, jedoch in dem für sie passenden gemächlichen Tempo. So sind Barium-carbonicum-Kinder von Geburt an klein von Wuchs und wirken etwas stämmig, bis sie in der Pubertät einen stattlichen Wachstumsschub bekommen.

Diese Kinder geraten bei unserer normierten Sichtweise rasch in den Verdacht, in ihrer Entwicklung verzögert zu sein, da sie Sitzen, Laufen und Sprechen erst spät erlernen. Doch sie spüren die Kritik und den Erwartungsdruck, der auf ihnen lastet. So werden sie bald schüchtern und verlieren jegliches Selbstvertrauen. Sie suchen Halt bei Mutter oder Vater, Fremden gegenüber verhalten sie sich dagegen ausgesprochen misstrauisch. Am liebsten spielen sie „in Ruhe" mit sich selbst.

In der Schule fallen die Barium-carbonicum-Kinder im Vergleich zu ihren Altersgenossen durch ihre langsame Auffassungsgabe auf, die nicht selten als Gedächtnis- oder Konzentrationsschwäche gedeutet wird. Häufig verlässt sie der Mut, einen Entschluss zu fassen, sie erscheinen antriebslos und passiv. Durch das permanente Gefühl der Unzulänglichkeit und Überforderung entwickeln sich zunehmend psychosomatische Erschöpfungssymptome, aber auch Unsicherheit und Gereiztheit.

Auch ihr Lymphgewebe ist ständig gereizt. Barium-carbonicum-Kinder schwitzen viel, erkälten sich leicht und leiden unter wiederkehrenden Halsentzündungen (Anginen). Ihre Lymphorgane, wie Rachen- und Gaumenmandeln, sind dauerhaft vergrößert und verhärtet. Ihre typische nasale Aussprache und den zur Atmung ständig geöffneten Mund verdanken sie den chronisch geschwollenen Rachenmandeln.

❓ Calcium carbonicum: stets gemütlich und ausgeglichen?

Calcium carbonicum ist ein großartiges Mittel in der Kinderheilkunde. Samuel Hahnemann hat es in der mittleren Schicht der Austernschale gefunden. Den Calcium-carbonicum-Typus stelle ich mir daher wie eine umgestülpte Austernschale vor. Die Kinder erscheinen äußerlich blässlich, weich und teigig und sind von rundlichem, pastösem Habitus. Sie schwitzen leicht, besonders im Nackenbereich und an den Händen, auch in ihrem Bett. Die breiten Wangenknochen ergeben das charakteristische Vollmondgesicht. Sie haben volle Lippen und reichlich Babyspeck.

In ihrem inneren Wesen zeigen sie dagegen unerschütterliche Festigkeit und Stabilität. Daher gelten diese Kinder auch als in sich ruhend und zufrieden. Ihre Eltern nehmen sie als unkompliziert und pflegeleicht wahr. Calcium-carbonicum-Kinder entfalten sich sehr gemächlich in der für sie richtigen Geschwindigkeit. Von ihrer Umgebung werden sie in ihrer Entwicklung oft als zu langsam eingeschätzt. Dabei sind sie Spätzünder, die dank ihrer Beharrlichkeit in dem für sie passenden Tempo letztendlich sämtliche Herausforderungen des Lebens meistern. Erziehungsprobleme ergeben sich, wenn diesen Kindern zu rasch und zu viel zugemutet wird. Darauf reagieren sie störrisch und ziehen sich in ihre „Schale" zurück. Calcium-carbonicum-Kinder haben feste eigene Vorstellungen, die sie stur und dickköpfig durchzusetzen versuchen. An neue Herausforderungen, wie Kindergarten, Spielgruppen oder Klassenverbände, wollen sie sich in Ruhe gewöhnen. Hat man die Kinder mit Verständnis und Geduld schließlich eingewöhnt, zeigen sie großes Pflichtbewusstsein und eine unerschütterliche Arbeitshaltung. Daher haben sie trotz ihrer langsamen Auffassungsgabe einen ungefährdeten schulischen Erfolg.

Auch auf der körperlichen Ebene sind sie Spätentwickler, vor der Pubertät eher ungeschickt und unsportlich. Im Kleinkindalter werden sie, bis ihr Immunsystem die notwendige Stabilität erlangt hat, von zahlreichen Infekten der Atemwege und des Hals-Nasen-Ohren-Traktes heimgesucht.

❓ Calcium phosphoricum: selten zufrieden, rasch gelangweilt?

Anders als das beharrliche Calcium carbonicum steht der Calcium-phosphoricum-Typus ganz für Bewegung und Veränderung. Diese Kinder sind lebhaft und ständig auf der Suche nach neuen Erfahrungen. Daher sind sie einerseits aufgeschlossen und offen, andererseits aber auch rasch gelangweilt, was in ihnen eine innere Unzufriedenheit auslöst. Bereits im Säuglingsalter fällt es ihnen schwer, die erforderlichen Schlafenszeiten zu finden, weshalb sie dann überreizt und mit bitterlicher Schreiunruhe reagieren. Calcium-phosphoricum-Kinder möchten ständig von ihren Eltern beschäftigt werden. Am wohlsten fühlen sie sich auf Reisen. Es ist nicht leicht, es ihnen recht zu machen, man findet sie öfter mürrisch und misslaunig.

Die Kehrseite ihrer Lebendigkeit ist ihre Ablenkbarkeit und Konzentrationsschwäche. In der Schule ermüden sie zunehmend und neigen dazu, Sorgen und Ängste zu entwickeln. Typisch sind die Schulkopfschmerzen am Ende des Schultages.

Körperlich sind Calcium-phosphoricum-Kinder schmalwüchsig. Wie bei den Calcium-carbonicum-Kindern vollzieht sich die körperliche Entwicklung gemächlich, ebenso die Reifung des Immunsystems. Daher werden sie im Kleinkindalter ebenfalls häufig von Infekten heimgesucht. Typisch sind auch die langsame und beschwerliche Zahnung im Säuglingsalter, später die Wachstumsschmerzen in den Beinen oder im Kopfbereich.

? Causticum: voller Mitgefühl und großem Idealismus?

Causticum ist eine wichtige Kinderarznei, die auf den ersten Blick nicht leicht in ihren unterschiedlichen Facetten zu verstehen ist. Im Vordergrund steht das große Herz dieser Kinder und ihr Mitgefühl – nicht nur für nahe Angehörige, sondern auch für wildfremde Menschen. Ungewöhnlich ist ihre frühe Sensibilität gegenüber Ungerechtigkeiten, die anderen widerfahren. So berichten sie zu Hause erregt, wenn im Kindergarten ein Kind schlecht behandelt wurde. Im Schulalter setzen sie sich aktiv für ihre Mitschüler ein oder können sich auch für schutzbedürftige Tiere, Umweltbedrohungen oder andere Ideale engagieren. In Märchen, Erzählungen oder Kinderfilmen identifizieren sie sich innig mit dem Geschehen, sie zeigen sprichwörtlich schwache Nerven. Nicht selten muss die Erzählung abgebrochen werden, da das Kind seine Angst und sein Mitgefühl nicht mehr aushalten kann. Generell bestehen Ängste in der Nacht und bei Dunkelheit.

Im körperlichen Bereich zeigen sich Schwächen im Muskel- und Nervensystem. Mit Causticum lassen sich Behandlungen einer Muskelschwäche, geburtsbedingte Lähmungserscheinungen oder Fehlhaltungen im Säuglingsalter wirksam unterstützen. Causticum-Kinder lernen relativ spät zu sprechen, reden langsam oder stottern bei Aufregung. Ihre Motorik ist möglicherweise ungeschickt, mit tapsigem Gang und Schwierigkeiten in der Fingerfertigkeit. Gelegentlich wird eine Lese-Rechtschreibschwäche festgestellt. Zudem können sich eine Neigung zu chronischer Verstopfung, Warzen oder ein quälender, trocken-heiserer Husten entwickeln.

? Coffea: hochempfindlich und außer sich?

Normalerweise haben Babys einen Schutz vor übermäßigen Sinnesreizen von außen. Dieser Reizschutz scheint bei Coffea-Kindern kaum vorhanden. Sie sind hochempfindlich für Außenreize. Es mangelt ihnen jedoch an innerer Ruhe und Stabilität. Bereits kurz nach der Geburt entwickeln sie sich zum typischen Schreibaby und geringste Geräusche reißen sie abrupt aus dem Schlaf. Begierig erhaschen sie jede Stimulation. Mit großen Augen und weiten Pupillen kämpfen sie gegen den eigentlich notwendigen Schlaf. In der Folge geraten sie zunehmend in eine körperliche Erschöpfung. Die Unruhe bereitet zudem Trinkprobleme, denn auch das Bäuchlein findet keine Verdauungszeit mehr. Da Coffea-Kinder zudem ein erhöhtes Schmerzempfinden haben und rasch außer sich geraten, sind ihre Unruhezustände bisweilen überwältigend.

Später wird dieser Wirbelwind zu einem wahren Powermenschen, der im doppelten Sinn des Wortes rührig ist und viel bewegt. In der Regel entwickeln sich die Kinder rasch und trennen sich frühzeitig von der Mutter, um ihre Umgebung zu erkunden. Sie haben ein gutes Gedächtnis und gelten als sportlich. Allerdings werden sie in ihrer Erregbarkeit schnell zittrig und auch feinmotorisch ungeschickt. Auffällig ist die rasche, verschwommene Sprache, bei der sie einzelne Silben verhaspeln, oder sie beginnen zu stottern. Coffea erträgt keinen Druck, auch nicht in der Erziehung.

Auf der Körperebene finden wir im Kleinkindalter häufig Nabelkoliken, später Kopfschmerzen und eine gereizte Haut, die einen unerträglichen Juckreiz entwickelt (Neurodermitis).

? Graphites: träge und scheu?

Aufgrund ihrer stattlichen Leibesfülle und einer gewissen Trägheit assoziieren wir mit der Graphites-Konstitution den Dickhäuter aus dem Tierpark. Doch im Gegensatz zu den Elefanten im Zoo erweisen sich die kräftigen Graphites-Kinder in jeder Hinsicht als dünnhäutig. So findet die Arznei bei chronischen Hautekzemen ihren Einsatz. Die Haut ist allgemein trocken-rau. Hinter den Ohren, in

den Gelenkbeugen, auf dem Kopf und um den Mund herum ist sie dünn und verletzlich. Unter Schmerzen springen immer wieder Risse auf und es entleeren sich klebrige, gelbe, honigartige Sekrete.
Im Gemütsbereich sind die Graphites-Kinder behäbig und ebenfalls dünnhäutig. Sie haben Hemmungen, ihren Gedanken und Gefühlen freien Lauf zu lassen, stets in Sorge, dadurch in Schwierigkeiten zu kommen. Es fehlt ihnen der Mut, eine Entscheidung zu treffen oder eine Aufgabe abzuschließen, weshalb sie unentschlossen und unselbständig wirken. Bisweilen haben sie Konzentrationsstörungen und fühlen sich wie benebelt. Herausforderungen und Prüfungen ängstigen sie.
Graphites-Kinder sind frostig. Sie haben einen gesegneten Appetit und fühlen sich ausgesprochen wohl dabei. Andererseits bringt ihnen ihre träge Verdauung nicht selten eine chronische Verstopfung mit reichlichen, knotigen Stühlen ein.

❓ Hepar sulfuris:
reizbar, verletzlich, infektanfällig?

In ihrer äußeren Erscheinung stehen diese Kinder dem kräftigen, rundlichen und eher behäbigen Calcium-carbonicum-Typus sehr nahe. Auch neigen beide Konstitutionstypen zu Erkältungskrankheiten im Hals-Nasen-Ohren-Trakt. Hepar-sulfuris-Kinder sind sehr empfindlich gegen Zugluft und trockene Kälte, Durchnässung macht ihnen hingegen nicht viel aus. So ist Hepar sulfuris eine wichtige Arznei bei fortgeschrittenen Ohrenentzündungen, Bronchitiden, Krupphusten oder Nasennebenhöhlenentzündungen, aber erst, wenn einfache Erkältungsmittel (wie etwa Aconit, Dulcamara oder Pulsatilla) nicht mehr wirken. Allgemein hat es sich bei eitrigen, übel riechenden Entzündungen sehr bewährt.

Kennzeichnend für die Kinder ist ihr „sulfurisches" Temperament (siehe Frage auf Seite 122). Daher können sie bereits bei Kleinigkeiten heftig mit Wut und Zornesausbrüchen reagieren. Im Grunde sind die Kinder aber sensibel und leicht verletzlich, sowohl auf emotionaler als auch auf körperlicher Ebene. Sie haben ein ausgeprägtes Schmerzempfinden. Die Schmerzen werden typischerweise als heftig stechend oder splitterartig beschrieben. Sind sie krank oder verletzt, besteht ein Gefühl von großer Schutzlosigkeit, die Kinder empfinden tiefe Angst und Wut.

? Kalium carbonicum: kontrolliert und pflichtbewusst?

In der Tat ist Kalium carbonicum der klassische Typus eines wohl kontrollierten Kopfmenschen. Die Kinder sind sehr sensibel, was leicht übersehen werden kann. Sie verarbeiten ihre emotionalen Erfahrungen in erster Linie über den Verstand. Da sie ihre Empfindungen stark kontrollieren, klagen sie auch wenig und erscheinen allgemein als brav, pflichtbewusst und zuverlässig.

Auf der körperlichen Ebene mangelt es ihnen an Wärme. Daher finden wir im Kleinkindalter häufig Erkältungskrankheiten, ausgelöst durch Kälte oder Luftzug. Diese führen nicht nur zu ständig wiederkehrendem Schnupfen, sondern schlagen oft auch auf die Brust mit der Gefahr einer Bronchitis, einer Lungenentzündung oder eines Asthma bronchiale. Warme Getränke, ein warmer Wickel oder das warme Zimmer bessern ihr Befinden. Die Hauptzeit der Beschwerden liegt nachts zwischen 2.00 Uhr und 4.00 Uhr.

Kalium-carbonicum-Kinder haben auch Ängste, insbesondere vor der Dunkelheit. Aber diese Angstgefühle kommen nicht unbedingt offen zum Vorschein, sondern werden gerne auch als Bauchschmerzen ausgedrückt. Kalium carbonicum finden wir auch bei schreckhaften Babys, die bei Berührung ängstlich zucken und, von Bauchschmerzen und Blähungen geplagt, erbärmlich jammern und sich krümmen. Denken Sie an die Arznei, wenn eine wärmende Hand oder ein warmer Wickel hilft.

? Lachesis: leidenschaftlich und eifersüchtig?

Lachesis, das Gift der gleichnamigen südamerikanischen Schlange, zeichnet sich durch eine große energetische Heftigkeit beim gesunden, aber besonders beim kranken Menschen aus. So ist es auf der Neugeborenenstation ein typisches Notfallmittel bei Sauerstoffmangel, Herzfehlern, Infektionen oder der Blutungsneigung von Frühgeborenen. Neben seiner blutstillenden Wirkung findet es in der Reiseapotheke als bewährte Arznei gegen heftige Wundinfektionen, linksseitige Ohren- oder Mandelentzündung, Scharlach, Krupphusten oder Asthma seinen Platz. Typisch für Lachesis ist die blaurote Verfärbung der betroffenen Haut- oder Schleimhautpartien im Rahmen der jeweiligen Krankheitsbilder. Behandelt man Hyperaktivität, findet man gelegentlich eine Lachesis-Konstitution.

Es sind sehr impulsive und leidenschaftliche Kinder. Herausragend ist ihre Eifersucht – dem Vater gegenüber oder nach der Geburt eines Geschwisterchens. Sie sind nicht leicht zu führen, rebellieren sie doch gerne gegen jede Art von Autorität und Einschränkung. Dabei sind sie sehr redegewandt, mal liebreizend, mal mit scharfen Worten und spitzer Zunge. Teilweise sprechen sie hastig, die herausgestreckte Zunge zittert eigentümlich.

Aufgrund ihres hohen Aktivitätslevels finden die Kinder schwer in den Schlaf und können nächtliche Erregungs- oder Angstzustände (Nachtschreck) zeigen. Ein Charakteristikum für Lachesis ist die Abneigung gegen enge Rollkragen oder Halskettchen.

❓ Lycopodium: zu Hause herrisch und auswärts schüchtern?

Der Lycopodium-Arznei begegnen wir häufig schon im Säuglingsalter. Auf der körperlichen Ebene zeigen sich oft Störungen im Leber- und Verdauungsbereich. Bei dem insgesamt eher mageren, leicht gelbstichigen Baby finden wir bereits in der zweiten Lebenswoche ein ausladendes, kugelig aufgeblähtes Bäuchlein, das das Kind zunehmend in die Verzweiflung zu treiben scheint. Einerseits verlangt es geradezu gierig die Brust, andererseits unterbricht es die Mahlzeit rasch und enttäuscht, wenn es durch Blähungen und Darmkollern geplagt wird. Typischerweise nehmen die Beschwerden zwischen 16.00 Uhr und 20.00 Uhr zu. In dieser Zeit eskaliert die Schreiunruhe in den ersten drei Monaten. Oft versucht die Mutter, jetzt häufiger kleine Mahlzeiten zu geben, was die Situation für ein Lycopodium-Kind eher verschlimmert. Erleichterung erfährt das Baby durch den Abgang von Luft – hierbei helfen äußere Ruhe, Entspannung und ein sicher strukturierter Tagesablauf. Die Blähungen werden nicht still und duldsam ertragen, wie etwa bei Calcium carbonicum, denn Lycopodium reagiert ein Leben lang bei Unzulänglichkeiten seiner Umgebung und seiner selbst sehr kritisch. Die Kinder suchen Bestätigung und Halt, sie fordern die permanente Anwesenheit der Mutter. Neues und Unbekanntes macht sie unsicher, was sich beispielsweise durch ausgeprägtes Fremdeln zeigt, oft auch dem Vater gegenüber.

Die Kinder wirken in der Öffentlichkeit zurückhaltend, schüchtern und scheu. In gewohnter Umgebung versuchen sie hingegen, eine sichere und möglichst bestimmende Position zu erlangen, sei es durch Machtkämpfe mit den Eltern oder etwa die charmante Eroberung der Erzieherin. In der Familie erfahren sie Stabilität durch konsequente, klare Richtlinien, wohingegen übergroßer Erwartungsdruck oder fehlende Anerkennung eine tiefe Verunsicherung hinterlässt.

? Medorrhinum: Gefühle von extremer Leidenschaft?

Medorrhinum-Kinder trifft man nicht häufig, aber sie fallen ins Auge. Ihre Eigenschaften und Symptome zeigen sich in extremer Form. Dagegen fehlt ihnen eine stabilisierende Mitte, der Zustand des Gleichgewichts. Die Kinder besitzen große Energie und eine leidenschaftliche Natur. Sie fallen beispielsweise durch ihre Wildheit, Eile und Hyperaktivität auf, die unvermittelt in den gegenteiligen

Zustand des Rückzugs, der Empfindsamkeit und der Nachdenklichkeit wechseln kann. Es sind die Sprunghaftigkeit und die extremen Verhaltensformen, die diese Konstitution ausmachen.

Auch auf der körperlichen Ebene zeigen sie von klein auf extreme Symptome. So finden wir bei Säuglingen hartnäckige, übel riechende Nabelentzündungen, heftig stinkende Durchfälle oder einen schmerzhaften feuerroten und scharf begrenzten Windelausschlag, der einer Verbrennung gleicht. Chronische Bindehautentzündungen, Schnupfen oder Bronchitis über Monate hinweg lassen im Säuglingsalter an Medorrhinum denken. Die Babys sind von heftigen schlagartig eintretenden Unruhezuständen geplagt, besonders in der Nacht. Die Bauchlage scheint Besserung zu bringen. Medorrhinum-Kinder lieben die sogenannte Knie-Ellbogen-Lage, die ihre Beschwerden erträglicher macht. Bei dieser Konstitution finden wir häufig allergische Erkrankungen, insbesondere das Asthma bronchiale, aber auch Heuschnupfen und Neurodermitis. Auch im Temperaturempfinden sind die Kinder extrem: Allgemein frostig und kühl, können sie schlagartig heiße brennende Fußsohlen oder Handteller bekommen.

? Mercurius solubilis: bei Wehrlosigkeit gegen üble Infektionen?

Auch Mercurius zeichnet sich durch eine Instabilität aus und zwar sowohl auf körperlicher als auch auf emotionaler Ebene. Die körperlichen Reaktionen sind dabei weniger heftig als bei Medorrhinum. Das Selbstwertgefühl ist herabgesetzt. Die verminderte Abwehrbereitschaft führt bei Mercurius-Kindern dazu, dass sie ihre Infektionen immer wieder durchmachen müssen. Auf der Haut und der

Schleimhaut entwickeln sich schmerzhafte Geschwüre (Ulzerationen), wie beispielsweise Mundfäule, wiederkehrende Aphten oder Herpesinfektionen. Charakteristisch ist der faulige Gestank bei Mercurius-Infektionen als Folge des quasi ungehemmten Gewebezerfalls. Häufig finden wir starken Mundgeruch bei eitrigen Mandelentzündungen, übel riechenden Ausfluss bei Mittelohrentzündungen oder fauligen Fischgeruch bei Entzündungen im Genitalbereich. Schmerzhafte Durchfälle mit wund machenden grünlichen oder gar blutigen Stühlen erfordern Mercurius solubilis. Weitere Charakteristika sind eine vermehrte Speichelbildung, eine deutlich belegte, aufgedunsene Zunge mit seitlichen Zahneindrücken sowie vermehrtes Schwitzen, insbesondere nachts.

Aufgrund der Instabilität auf der psychischen Ebene werden die anfangs offenen Kinder zunehmend unsicher, misstrauisch und introvertiert. Sie haben ein feines Gespür und Gerechtigkeitsempfinden, halten ihre wahren Gefühle aber hermetisch verschlossen. Schlagartig bahnen sich die verdrängten Empfindungen als heftige Wutanfälle, Schlägereien oder aufwühlende Alpträume ihren Weg nach draußen. Ihr Umfeld reagiert darauf in der Regel mit völligem Unverständnis und Ablehnung.

? Natrium muriaticum: tiefe Gefühle und stiller Kummer?

Es sind schlanke, drahtige Kinder mit einer beachtlichen Leistungsfähigkeit auf der körperlichen und geistigen Ebene. Sie sind hochsensibel und ihre Hilfsbereitschaft und ihr Mitgefühl finden positive Wertschätzung. Auf der anderen Seite sind sie selbst auch ausgesprochen liebesbedürftig und kennen in dieser Hinsicht eine große emotionale Verletzlichkeit. Durch braves, vernünftiges Verhalten und Pflichtbewusstsein versuchen sie, die Anerkennung und Zuneigung der Erwachsenen zu erlangen. Emotionale Zurückweisungen und selbst kleine, ungewollte Kränkungen demütigen sie sehr. Anfangs weinen sie darüber laut und wütend. Doch mit jeder weiteren Enttäuschung fällt es ihnen zunehmend schwerer, ihre tiefe emotionale Verwundung preiszugeben.

Natrium-muriaticum-Kinder ziehen sich bei Kummer immer weiter zurück, sie wollen weder tröstende Worte noch Körperkontakt und behalten ihre wahren Gefühle mehr und mehr für sich. So verletzt, wie sie sind, können sie auch nicht verzeihen. Der Kummer bohrt in ihnen und ist nicht selten Auslöser ihrer körperlichen Beschwerden. Auf der körperlichen Ebene kennen wir Kopfschmerzen und Migräne, die typischerweise am späten Vormittag auftreten, ebenso Allergien der Atemwege oder Neurodermitis mit trockener, schuppender, stark juckender Haut. Wiederkehrende Lippenbläschen nach Belastung sind bei dieser Konstitution ebenfalls anzutreffen. Kennzeichen dieser Kinder ist ihr Verlangen nach Salz. Die Symptome verändern sich an der Meeresluft und verschlechtern sich bei Sommerhitze und Sonne.

? Nux vomica:
Ehrgeiz und Ungeduld?

Tatsächlich zeichnet Nux vomica aktive, unternehmungslustige und temperamentvolle Menschen aus. Traditionell gilt es zwar als Männer-Konstitution, doch finden wir in der modernen Leistungsgesellschaft auch immer mehr Frauen von diesem Typ. Die Kehrseite der Leistungsorientierung und des Ehrgeizes von Nux vomica ist die Überlastung, die sich in einem unausgewogenen, reizbaren Temperament ausdrückt. Es kommt zu Verkrampfungen auf der körperlichen Ebene und schließlich sogar zur völligen Erschöpfung (Burnout).

Bereits Säuglinge leiden an der Überstimulation, sei es durch die Stresshormone einer schweren Geburt, sei es durch das frühe Verlangen, möglichst viele Sinnesreize ihrer Umgebung aufzunehmen. Dabei fehlen ihnen die erforderliche Ruhe und regelmäßige Schlafenszeiten. Schon nach wenigen Tagen sind sie vollkommen erschöpft und reagieren, typisch für Nux vomica, mit wütenden Schreiattacken und zunehmender Verzweiflung. Auch die Verdauung verkrampft sich, der Stuhlgang kann nur unter Anstrengung abgesetzt werden. Das Baby bäumt sich dagegen auf, überstreckt sich am ganzen Körper, sucht in kurzen Abständen gierig die Brust, um sie nach wenigen Schlucken wütend und zitternd zurückzuweisen. Wir erleben hier exemplarisch, wie die fehlende Entspannung von Nux vomica zunächst zur enormen Anstrengung, einem eigensinnigen Kampf und schließlich zur völligen Erschöpfung führen kann.

Später durchleben die Kinder eine intensive Trotzphase mit eindrucksvollen Wutanfällen, bis hin zu regelrechter Ohnmacht, dem sogenannten Affektkrampf. Nux-vomica-Kinder können nicht verlieren, sie sind ehrgeizig und wettbewerbsorientiert. Dies verhilft ihnen zu einer erfolgreichen Schul- und Sportkarriere. Ihr Mangel an innerer Gelassenheit birgt jedoch ständig die Gefahr der Überforderung.

Neben Verdauungsbeschwerden und Kopfschmerzen finden wir auf der körperlichen Ebene einen Hang zu Erkältungen und die Neigung zu Allergien, insbesondere zu Heuschnupfen und Asthma bronchiale.

❓ Phosphorus: der sensible Charmeur?

Phosphorus-Kinder strahlen durch ihr offenes, unbeschwertes und vor Freude sprühendes Temperament, das die Herzen aller Umstehenden aufgehen lässt. So ist das Symbol dieser Konstitution auch das Leuchtfeuer des Phosphor-Streichholzkopfes. Und wie Lichtstrahlen gehen diese Kinder in innigen Kontakt und Reaktion mit ihrer Umgebung. Sie lieben auch körperlichen Kontakt wie Kuscheln und Schmusen im Kleinkindalter und Flirten und Streicheln in der Pubertät. Sie sind kontaktfreudig, sensibel, beeinflussbar und leichtgläubig. Zudem zeigen sie ein großes und ehrlich empfundenes Mitgefühl. Gesellschaft bedeutet ihnen viel, sie haben Furcht, ihren Eltern könnte etwas zustoßen und sie müssten allein sein. Neben einer Vielzahl von harmlosen Ängsten ist die Angst vor Wetterleuchten und Gewitter sehr markant. Bei all der Energie und Erregbarkeit sind Phosphorus-Kinder schnell erschöpft und suchen immer wieder kurze Erholungspausen. Auch auf der körperlichen Ebene führt eine geringe Widerstandskraft immer wieder zu Erkältungen und Atemwegsinfekten. Charakteristisch ist auch ihre Neigung zu Blutungen. Die Kinder haben großen Durst auf kalte Getränke, sie lieben Eis. Konzentration ist nicht die Stärke von Phosphorus, zu groß ist ihre Neugierde und der Enthusiasmus für alles Mögliche. So gelten sie in der Schule als leicht ablenkbar, begeisterungsfähig für neue Herausforderungen, aber nicht gerade beständig in ihren Leistungen. Fleißiges Üben und Wiederholen langweilt sie. Sie suchen sich lieber neue Reize, pausenlos könnten sie sich mit den elektronischen Medien vergnügen.

Pulsatilla: anpassungsfähig und liebesbedürftig?

Das wahrscheinlich bekannteste Konstitutionsmittel repräsentiert die Weiblichkeit schlechthin, mit der stets augenscheinlichen Weichheit des Gemüts. Äußerlich sind Pulsatilla-Kinder entweder zart und püppchenhaft mit feinem hellem Haar oder auch etwas kräftiger mit weiblichen Rundungen und brünettem Haar. Natürlich gibt es auch Pulsatilla-Jungen, die sich durch einen warmherzigen weiblich-weichen Charakter von ihren Altersgenossen unterscheiden, und dafür dann auch als „Heulsuse" verlacht werden. Und tatsächlich weinen Pulsatilla-Kinder häufig und herzzerreißend. Es ist ein warmes, mitleiderregendes und erleichterndes Weinen.

Diese Kinder brauchen viel Zuneigung und Zärtlichkeit. Sie kuscheln ausgesprochen gern, ihr Lieblingsplatz ist Mamas Schoß und in der Nacht genauso Mamas Bett. Doch auch verbal bitten sie regelmäßig um eine Liebesversicherung: „Hast du mich lieb, Mama?" Fremden gegenüber sind sie scheu und schüchtern. Bei Erregung erröten sie leicht.

Auf der körperlichen Ebene neigen sie zu Erkältungskrankheiten mit typisch milden, gelblichen Sekreten. Wie das Natrium-Kind scheut auch Pulsatilla die Hitze, während frische Luft und kühle Umschläge bessern. Im Schlaf streckt es die heißen Füße aus dem Bett, die Arme legt es in charakteristischer Weise über den Kopf. Pulsatilla-Kinder haben ein großes Harmoniebedürfnis und schätzen ihre vertraute Umgebung. Um des lieben Friedens willen können sie sich bedingungslos an ihre Umwelt anpassen. Daher gelten sie als unkompliziert und pflegeleicht. Andererseits erreichen sie fast unbemerkt, was sie wollen. Sie lernen, ihre Anmut für eigene Ziele einzusetzen, und selbst ihr Weinen kann einem Zweck dienen, wenn das zarte Kind auf einmal schmollt und bockt.

? Rhus toxicodendron: immer in Bewegung?

Tatsächlich fällt bei diesem Kindertyp der Bewegungsdrang und die Ruhelosigkeit ins Auge. Die Kinder können einfach nicht still sitzen und werfen sich selbst nachts im Bett hin und her. Sie wirken wie getrieben, finden einfach keine Entspannung – und dies nicht nur äußerlich, sondern auch in ihrem Inneren. So sind sie in guten Momenten lebhaft-witzig und schlagfertig, in schlechten aber auch ungeduldig, gehetzt und sehr reizbar. Im Kern leiden die Kinder sogar unter einer Steifigkeit, die sich durch Bewegung bessert. So hilft die Arznei bei Versteifungen sowie Muskel- und Gelenkbeschwerden, die durch Aktivität und Bewegung nachlassen. Dem Neugeborenen kann es bei Blockaden in der Halsregion und Asymmetrien seiner Körperhaltung, der sogenannten Schräglage, helfen. Anders als das muskelschlappe Causticum-Baby, ist Rhus toxicodendron von Anfang an ruhelos und gereizt und kommt schwer in den Schlaf. Entspannung finden die Kinder durch die liebevolle, wärmende Zuwendung der Eltern und durch den Druck und die Wärme einer aufgelegten Hand. Dies trifft natürlich auch für größere Kinder und Jugendliche zu, deren Erregung und Bewegungsfreude oft als Hyperaktivität zum Ausdruck kommt. Charakteristisch ist auch, dass diese Kinder keine Nässe vertragen. Nasskaltes Wetter oder Bäder sind Auslöser der Symptome oder verschlechtern sie. Wärme, warme Auflagen oder heiße Bäder hingegen bessern. Rhus toxicodendron ist bewährt bei bläschenartigen Ausschlägen, wie Windpocken, Herpes und bei der sogenannten Nesselsucht.

? Sepia:
schwierige, schroffe und abweisende Kinder?

Sepia-Kinder wollen selbst bestimmen, wann sie ihre Ruhe haben und wann die Nähe der anderen. Dies bringt ihnen frühzeitig den Ruf ein, distanziert oder emotional kühl zu sein. Zu Unrecht, denn im Grunde sind sie sehr sensibel. Die Eltern brauchen viel Feingefühl, die emotionalen Distanzgrenzen dieser Kinder zu erfassen und ihnen Raum zur notwendigen Selbstbestimmung zu geben. Sepia-Kinder fühlen sich schnell durch gefühlsmäßige Annäherungen ihrer Mitmenschen bedrängt oder verletzt. Sie reagieren dann unwillig und abweisend oder ziehen sich in Einzelgängermanier zurück. Für die Erwachsenen ist es nicht leicht, die emotionalen Bedürfnisse der Sepia-Kinder zu erspüren und richtig zu bewerten. Fühlen sich die Kinder in ihrem Gefühlsleben überfordert, zeigen sie wütenden Trotz oder ablehnendes Desinteresse. Ihre starken Gefühle und Emotionen können die Kinder gut im Tanz ausleben.

Die Sexualität birgt für Sepia-Jugendliche eine weitere Gefahr, in ihrem natürlichen Distanzgefühl verletzt oder übergangen zu werden. Daher kann es sein, dass sie ihre Geschlechterrolle nicht akzeptieren wollen. Die Mädchen kleiden sich dann wie Jungen, tragen die Haare kurz und gehen Fußball spielen. Sepia-Jungen entwickeln hingegen eher weiche Züge mit einem Hang zu Kreativität und Kunst.

Das Thema der Abgrenzung findet sich auch auf der körperlichen Ebene in Form von Hauterkrankungen. Die Haut, als die klassische Grenzfläche des Menschen, kann frühzeitig Neurodermitis-Symptome, rundliche Flechten oder Pigmentierungsstörungen aller Art ausbilden.

? Silicea:
Nachgiebigkeit und Eigensinn in einer Person?

Begegnen wir schlanken Kindern von zierlicher, zarter Erscheinung und sanftmütiger Ausstrahlung, so kommt konstitutionell Silicea in Betracht. Ihre Haut ist hell-blass, ihr Haar sehr dünn und fein. Trotz ihres schüchternen Wesens werden die Eltern bei ihnen einen ausgeprägten Eigensinn feststellen. Die Kinder haben einen starken Willen, den sie in vertrauter Umgebung hartnäckig durchsetzen.

Silicea-Kinder erschöpfen sich schnell, sie brauchen regelmäßige Erholung und viel Schlaf. Als weiteres Charakteristikum fällt die ausgesprochene Frostigkeit der Kinder auf. Sie frieren leicht an Füßen oder Händen, verlangen nach warmen Socken und einem Pullover und freuen sich über eine Wärmflasche im Bett. Dabei schwitzen sie leicht, an Kopf, Händen oder Füßen. Der Fußschweiß ist kühl und ätzend.

Haben sie sich verkühlt, erkranken sie leicht an eitrigen Infektionen, besonders an den Ohren, Nasennebenhöhlen oder der Lunge. Die Arznei ist bewährt bei wiederkehrenden eitrigen Hautinfektionen, chronischen Zahnherden oder langwierigen Tränengangsinfektionen. Es ist nicht überraschend, wenn diese Kinder eine fieberhafte Impfreaktion zeigen.

Auch in ihrer Entwicklung tritt die Behutsamkeit der Silicea-Kinder zutage. Die Zahnung kann sich über Wochen hinziehen, der Zeitraum vom ersten Aufrichten bis zum freien Laufen erstreckt sich bisweilen über zwei bis drei Monate.

Die Zurückhaltung zeigt sich auch in der Verdauung: Die Kinder neigen zur Verstopfung, selbst Muttermilch wird in einigen Fällen nur unter Mühen verdaut.

? Staphisagria:
liebenswürdig und sanft bis zur Selbstaufgabe?

Bei Staphisagria, dem Rittersporn, handelt es sich um sehr würdevolle Kinder. Sie sind sensibel, liebenswert und sanft. Sie wollen die

Umwelt nicht mit ihren Problemen belasten und schlucken daher ihren Kummer herunter, so gut und so lange es geht.

Dabei fallen die Reaktionen dieser Kinder anders aus als bei den typischen Kummermitteln, wie Natrium muriaticum, die sich bei Verletzungen zum eigenen Schutz zurückziehen und hinter einer abweisenden Fassade einmauern. Staphisagria-Kinder reagieren bei erlittenem Leid und seelischen Verwundungen demütig weich und versuchen, so gut es geht, zu verzeihen und zu vergessen. Sie haben ein enormes Maß an innerer Selbstkontrolle. So kommt es, dass ihre emotionalen Verletzungen nur mit Mühe oder erst sehr spät bemerkt werden.

Die Krankheitszeichen haben in aller Regel mit unterdrücktem Kummer zu tun, der bei den Kindern unbemerkt Schuldgefühle erzeugen kann. Konzentrationsstörungen und Schlaflosigkeit sind die Folge, und irgendwann verlieren die Staphisagria-Kinder schließlich doch ihre Beherrschung. Wutanfälle entladen sich, wenn auch nicht so gewalttätig wie bei Stramonium. Die Kinder zeigen eine nachlassende Leistungsfähigkeit, sie zittern, stottern und reagieren schreckhaft. Sie ermüden, ohne aber Schlaf zu finden.

Auf der körperlichen Ebene zeigen sich Unterdrückungssymptome, wie Nägelkauen, hartnäckige Gerstenkörner, Warzen, Schuppenflechte, wiederkehrende Blasenentzündungen oder Schlaflosigkeit.

❓ Stramonium:
bei Angstattacken und unkontrollierbarer Wut?

Die herausragende Eigenschaft von Stramonium-Kindern ist das unvermittelte und unbeherrschbare Ausbrechen von Wut, Raserei und Gewalt. Es ist eine bewährte Arznei bei tief greifenden Störungen im Nervensystem. Schlagartig können die Übererregtheit und Angstzustände das Bewusstsein überwältigen. Dabei wirken die Kinder im Alltag oft brav und angepasst, können sich aber auch in einem Zustand ständiger Aufruhr befinden.

Ursache hierfür kann sein, dass das Nervensystem durch einen schweren Geburtsverlauf, eine zu frühe Geburt, Gehirnentzündungen, Hirnblutungen oder ein Schädel-Hirn-Trauma in Mitleidenschaft gezogen wurde.

Die Kinder leiden unter starken Ängsten. Bereits in harmlosen Alltagssituationen sind sie ausgesprochen schreckhaft. Sie reagieren mit Panik, Raserei oder Schreckstarre. Nachts durchleben sie die Ereignisse noch einmal im Unterbewusstsein. So führt ein spannendes Märchen oder eine Fernsehszene zu nächtlichen Panikattacken, Zähneknirschen oder dem durch nichts beeinflussbaren Nachtschreck. Die Angst der Kinder vor Dunkelheit ist ausgeprägt, so dass sie sogar nachts aufwachen, wenn man im Haus das Licht auslöscht. Charakteristisch ist auch die Angst vor Wasser. Die Kinder gehen nur ungern unter die Dusche oder in die Badewanne. Auch ein Ausflug in ein Schwimmbad oder an einen Badesee ist für sie kein Vergnügen.

? Sulfur: grenzenloses Selbstvertrauen?

Sulfur ist die lateinische Bezeichnung für Schwefel und der entsteht am Krater eines Vulkans. Analog zu diesem Bild ist auch das

Hauptkennzeichen dieser Kinder ihre innere Kraft, ihr Selbstbewusstsein und ihre Willensstärke. Sie haben meist einen kräftigen Körperbau und wenden sich von Anfang an neugierig ihrer Umwelt zu. Auf ihren Forscherreisen müssen sie allerdings von den Eltern ständig wachsam begleitet und vor Gefahren bewahrt werden. Dabei zeigt sich, dass Sulfur-Kinder naturgemäß streitlustig und durchsetzungsfähig sind. Auch im Kindergarten und in der Schule beeindruckt ihre Willenskraft, sie bekommen Anführerrollen oder werden zu Raufbolden.

Die Gefühle der anderen sind für sie von geringerer Bedeutung, sie konzentrieren sich eher auf ihren eigenen Weg und gelten daher als egozentrisch. Ihren Lebenssinn sehen die Kinder im Entdecken und Erkunden. Natürlich wird man dabei schmutzig und verändert die vorgefundene Ordnung, was als typisch für das Sulfur-Kind gilt. Als körperliche Kennzeichen finden wir großes Hitzeempfinden und eine Neigung zu Schweißausbrüchen, besonders an den Füßen. Krankheiten entstehen hauptsächlich durch eine Unterdrückungssituation.

So ist Sulfur ein großes Mittel, nicht ausgeheilte, wiederkehrende Infekte sowie allergische Erkrankungen zu behandeln. Bereits von klein auf besteht bei Sulfur-Kindern die Neigung zu unreiner, anfälliger Haut, wobei schubweise chronische Ekzeme ausbrechen können.

Im Schulalter gerät die Eigenständigkeit der Sulfur-Kinder häufig in Konflikt mit den Erwartungen des Schulbetriebs. Verhaltensauffälligkeiten, wie beispielsweise Hyperaktivität, Pubertätskonflikte oder auch ein Rückzug in die Faulheit, sind eine Bedrohung für die Schulkarriere.

Tuberculinum: rastlos und infektanfällig?

Bereits im Babyalter wirken Tuberculinum-Kinder mit ihrer dunklen Erscheinung, der kräftigen Behaarung, dem schlanken Gesicht und den langen Wimpern attraktiv. Ihr Drang nach Freiheit und die Lust auf Abenteuer entfalten sich im Lauflernalter. Sie möchten ständig raus, können nicht genug erleben und laufen auf dem Spielplatz auf und davon. Werden sie festgehalten und in ihrem Radius eingeengt, werden die Kinder übellaunig und unzufrieden und reagieren aggressiv. In solchen Machtkämpfen verlieren sie alle Hemmungen, verhalten sich geradezu bösartig und zerstörerisch.

Tuberculinum-Kinder sind sehr bewegungsfreudig, sie reisen gerne und suchen nach immer neuen körperlichen Herausforderungen. Die Schattenseite ist ihre Anfälligkeit. Sie sind leicht erkältlich, besonders in der Hals-Nasen-Ohrenregion und in den Atemwegen. Mandel- oder Mittelohrentzündungen, Wucherungen im Rachenbereich (Adenoide) und Bronchitiden, aber auch Darm- oder Harnwegsinfekte sind lästige Begleiter bis ins Jugendalter hinein. Ihr Verlangen nach Abwechslung bringt den Tuberculinum-Kindern Konzentrations- und Aufmerksamkeitsprobleme. Eine ihrer wichtigsten Lernaufgaben besteht darin, ein angefangenes Projekt zu Ende zu bringen.

❓ Veratrum album: Meister der Übertreibung?

Diese Kinder besitzen ein hohes Aktivitätsniveau, sie suchen beständig nach Beschäftigung. Es scheint, als beschäftige sich das Kind ständig mit sich selbst und seiner Gedankenwelt, ohne die Reaktionen seiner Umwelt wahrzunehmen oder gar daraus zu lernen. Diese fehlende Sensibilität bringt dem Kind eine Reihe negativer Beurteilungen von seinen Mitmenschen ein. So heißt es immer wieder, es sei arrogant, überheblich oder gefühlskalt. Durch die geringe emotionale Wahrnehmung seiner Umgebung wird das Kind andererseits vor Enttäuschungen, Kummer oder Wut verschont. In dieser Hinsicht nimmt es auch eine Sonderstellung im Vergleich zu anderen Hyperaktivitäts-Mitteln ein.

Wenn Veratrum-album-Kinder etwas zerstören, dann nicht aus Bosheit oder Raserei, sondern vielmehr aus Unbedachtheit einer ansonsten gut gemeinten Tat. So werden sie ohne weiteres Mamas Gardine zerschneiden, um daraus einen Verband für das verletzte Kuscheltier herzustellen.

Mit der Wahrheit nehmen sie es nicht sehr genau. Weil es ihnen schwer fällt, andere für sich zu gewinnen, machen sie gerne durch Prahlerei auf sich aufmerksam. Da wird dann den nichts ahnenden Eltern aus der Nachbarschaft zum Lottogewinn der Familie gratuliert, zu einer schweren Krankheit kondoliert oder es werden zu der bevorstehenden Weltreise alle guten Wünsche überbracht. Doch haben diese Lügen nichts Bösartiges oder gar Kriminelles in sich. Auch körperlich reagieren diese Kinder mit Kälte. So ist es ein großes Mittel bei Schock, Magen-Darm-Erkrankungen mit Flüssigkeitsverlust, wenn kalter Schweiß, kalte Hände und Füße vorliegen.

Register

A
Acidum nitricum 66
Aconitum 50, 62, 71, 87
Agaricus 90
Akutmittel 13
Allium cepa 52
Alumina 69
Antigene 35
Antimonium crudum 78
Apis mellifica 53, 54, 57, 76
Argentum nitricum 89
Arnica 29, 72, 73, 74, 75
Arsenicum album 67, 70, 72, 84, 99
Arzneimittelbild 11, 40

B
Barium carbonicum 100
Belladonna 34, 48, 50, 53, 81, 88
Berberis 65
Bindehautentzündung 52, 57 f.
Brechdurchfall 67
Bromum 63
Bronchitis 60 f.
Bryonia 50, 60, 75

C
Calcium carbonicum 48, 55, 64, 69, 79, 101 f.
Calcium phosphoricum 45, 49, 79, 92, 102 f.
Calendula 72
Cantharis 65, 76
Causticum 59, 65, 76, 78, 86, 95, 103 f.
Chamomilla 46, 49
Cinnabaris 56
Coccus cacti 59
Coffea 46, 83, 90, 104 f.
Colocynthis 47
Cypripedium pubescens 84

D
Dosierung, richtige 18
Drosera 59
Dulcamara 52, 65, 77, 78

E
Einnässen 85 f.
Energieinformation 9 f.
Erbnosoden 37
Euphrasia 52, 57

F
Ferrum phosphoricum 50, 55
Fertigarzneien 37
Fieber 49
Flugreisen 29

G
Gelsemium 51, 81, 89
Globuli 19, 28 ff.
Graphites 105 f.

H
Halsschmerzen 53
Hamamelis 73, 74
Harnwegsinfekt 65 f.
Hausapotheke 40 ff.
Hepar sulfuris 53, 55, 56, 62, 77, 106 f.
Husten 58 f.
Hyoscyamus 94
Hypericum 73

I
Ignatia 88, 96
Impfen 35 f.
Infekte 63 f.
Ipecacuanha 60, 68

K

Kalium carbonicum 52, 56, 60, 107 f.
Konstitutionsbehandlung 12, 39, 70, 85
Konstitutionsmittel 13, 29, 64, 66, 77, 94
Kopfschmerzen 80 f.
Krupphusten 61 f.

L

Lachesis 34, 53, 74, 108 f.
Lagerung 29, 41
Laktoseintoleranz 33
Ledum 73, 75, 76
Leitsymptome 12, 39, 40
Lippenherpes 76
Luffa operculata 52
Lungenentzündung 63
Lycopodium 47, 54, 89, 94, 96, 109 f.

M

Magnesium carbonicum 45
Magnesium phosphoricum 47
Medorrhinum 78, 110 f.
Mercurius solubilis 54, 55, 57, 67, 68, 111 f.
Migräne, abdominale 80

N

Natrium muriaticum 70, 77, 82, 96, 112 f.
Nux vomica 29, 48, 51, 52, 59, 66, 68, 69, 70, 85, 94, 113 f.

O

Ohrenschmerzen 54

P

Phosphorus 61, 74, 80, 88, 89, 93, 115 f.
Pilzinfektionen 66
Plumbum 69
Podophyllum 49
Potenzen 15 ff.

Pulsatilla 51, 53, 55, 57, 59, 65, 68, 71, 82, 83, 88, 96, 116 f.

R

Rheum 67
Rhus toxicodendron 51, 57, 61, 74, 76, 77, 86, 117 f.
Rumex 60
Ruta 75

S

Sambuccus 53
Schlafstörungen 48 f., 84 f., 96
Schock 71
Schreien 46
Schulmedizin 25 ff.
Schüßler-Salze 38
Sepia 86, 118 f.
Silicea 45, 57, 64, 70, 72, 119 f.
Spigelia 82
Spongia 62
Staphisagria 29, 73, 96, 120 f.
Stramonium 93, 95, 121 f.
Sulfur 29, 58, 64, 83, 87, 93, 122 f.

T

Thuja 58, 67, 77, 78
Tuberculinum 64, 87, 124

U

Überdosierung 24, 33
Unausgeglichenheit 93 f.
Urtica urens 76

V

Valeriana 85
Veratrum album 68, 91, 125
Vergiftungsgefahr 24, 33 f.

W

Wachstumsschmerzen 78 f.
Wunden, offene 72

Z

Zahnen 48
Zincum 85

100 Elternfragen

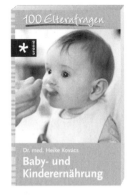

Dr. med. Heike Kovács
**100 Elternfragen
Baby- und Kinderernährung**
128 Seiten, Paperback
ISBN 978-3-332-01968-1

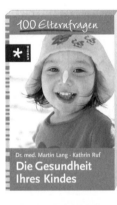

Dr. med. Martin Lang
Kathrin Ruf
**100 Elternfragen
Die Gesundheit
Ihres Kindes**
128 Seiten, Paperback
ISBN 978-3-332-01923-0

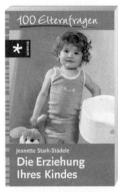

Jeanette Stark-Städele
**100 Elternfragen
Die Erziehung
Ihres Kindes**
128 Seiten, Paperback
ISBN 978-3-332-01925-4